DU

FORCEPS-SCIE

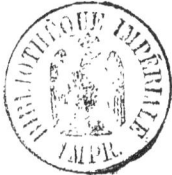

DES BELGES

MÉMOIRE

PRÉCÉDÉ DE QUELQUES CONSIDÉRATIONS

SUR

L'EMBRYOTOMIE ET L'OPÉRATION CÉSARIENNE

PAR

E. VERRIER

DOCTEUR EN MÉDECINE DE LA FACULTÉ DE PARIS.

DOCTEUR DE L'UNIVERSITÉ DE LIÉGE.

Ancien externe de la Clinique d'accouchements de Paris, etc.

PARIS

ADRIEN DELAHAYE, LIBRAIRE-ÉDITEUR

PLACE DE L'ÉCOLE DE MÉDECINE.

1863

PARIS — A. PARENT, Imprimeur de la Faculté de Médecine, rue Monsieur-le-Prince, 31.

FORCEPS-SCIE DES BELGES

PRÉCÉDÉ DE

QUELQUES CONSIDÉRATIONS SUR L'EMBRYOTOMIE

ET L'OPÉRATION CÉSARIENNE

1° Consultation obstétricale.

On lit dans la *Gazette des hôpitaux* du 24 juillet 1862, n° 86 :

Consultation obstétricale.

« Nous avons reçu, il y a quelques jours, de M. le professeur Finizio (de Naples), la lettre suivante :

« MONSIEUR LE RÉDACTEUR,

« En ce moment j'ai dans ma clinique d'accouchements quatre « femmes enceintes affectées de vices extraordinaires de conforma-« tion du bassin, dont les diamètres antéro-postérieurs sous-pubiens « sont de 5 à 7 centimètres. La grosssesse d'une de ces femmes est « arrivée à six mois, les autres sont de trois à quatre mois.

« Ici, à Naples, il y a encore des chirurgiens qui voudraient at-« tendre l'époque ordinaire de l'accouchement pour pratiquer l'opé-« ration césarienne. Je suis de l'avis contraire et je préfère l'avorte-

« ment obstétrical. Pout éviter toute responsabilité, j'ai annoncé une
« consultation publique pour discuter le mode de traitement appli-
« cable à ces quatre femmes.

« Dans l'intérêt de l'humanité et pour combattre les vieux pré-
« jugés, soyez assez bon, M. le rédacteur, pour en dire quelques
« mots dans votre journal.

« De jeunes chirurgiens fort instruits ont pris part à cette discus-
« sion; mais ils se sont préoccupés exclusivement de l'enfant; ils sa-
« vent bien qu'en le sacrifiant ils peuvent sauver la mère; mais ils
« n'hésitent pas à soutenir qu'il faut attendre l'époque régulière de
« l'accouchement, et ils préfèrent agir sur elle avec l'espérance illu-
« soire de sauver les deux individus.

« Si vous pouviez en parler à M. Pajot ou à quelque autre émi-
« nent praticien, soyez assez bon pour le faire, et veuillez me donner
« son opinion dans votre *Gazette* le plus tôt possible.

  « Recevez, etc.   Dr A. FINIZIO. »

« Selon le désir de notre distingué confrère, nous avons soumis sa
lettre à M. le Dr Pajot. La juste autorité dont jouissent les opinions
du savant agrégé de notre Faculté aura pour résultat, nous l'espé-
rons, de changer un peu les idées des jeunes et savants chirurgiens
dont parle M. Finizio.

« Voici la lettre de M. Pajot :

« MONSIEUR LE RÉDACTEUR,

« Vous voulez bien me demander mon avis sur la question soulevée
« par M. le Dr Finizio (de Naples).

« Au-dessous de 6 centimètres, l'avortement me paraît la seule opé-
« ration proposable. Bien peu d'accoucheurs en France aujourd'hui
« sont d'une opinion différente.

« A terme, avec un rétrécissement au-dessous de 6 centimètres, je
« pratique la céphalotripsie d'après ma méthode, c'est-à-dire que je

« commence l'opération dès que l'orifice est assez dilaté. Je répète la
« céphalotripsie, autant qu'il est nécessaire, *sans jamais tirer.*

« L'expulsion se fait spontanément après la troisième ou quatrième
« céphalotripsie en général. J'en ai fait cependant jusqu'à onze ; la
« femme a guéri.

« Quant à l'opération césarienne (enfance de l'art), il faut la ré-
« server pour les cas où le céphalotribe ne peut plus passer. Ces ré-
« trissements-là sont extrêmement rares.

« Laisser aller à terme une grossesse de quatre mois dans un rétré-
« cissement de 5 centimètres me paraît non-seulement une mauvaise
« chirurgie, mais une mauvaise action.

« Agréez, etc.   PAJOT.

« Professeur agrégé à la Faculté de Médecine de Paris. »

Telle est l'origine de la discussion remarquable à laquelle ont
pris part M. le D^r Ch. Ozanam , M. le professeur Stoltz, de Strasbourg, et M. le Dr Pihan-Dufeillay , mais dont la solution est toujours pendante malgré deux thèses récentes soutenues à Strasbourg
et concluant l'une pour M. Pajot, l'autre pour l'opération césarienne.

Essayons , nous aussi, d'apporter quelques éléments à cette discussion en déclarant que nous entrons dans la lice avec l'amour du
bien que nous poursuivrons dans tous les camps où nous pourrons
le trouver.

Nous voudrions pouvoir reproduire *in extenso* la longue lettre
de l'honorable M. Ozanam ; mais, outre que cela nous entraînerait
trop loin, nos lecteurs pourront la lire, s'ils le désirent, dans la *Gazette des hôpitaux* du 12 août 1862 , n° 94. Prenons seulement les
points les plus importants de cette lettre.

Après avoir dit qu'il ne partageait pas les opinions de M. Pajot,
M. Ozanam ajoute :

« Certes ce n'est pas au moment où l'ovariotomie est introduite en
« France, où M. Kœberlé, à Strasbourg, et M. Nélaton, à Paris, ou-
« vrent largement l'abdomen pour en retirer des tumeurs inertes et

« sauvent une partie de leurs opérés ; ce n'est pas à ce moment, dis-
« je, qu'il faut répudier l'opération césarienne qui , sans offrir plus
« de dangers pour la femme, sauve la vie à un enfant. »

Mais quelle parité peut-on établir entre l'ovariotomie, opération
bien moins innocente que M. Ozanam ne paraît le dire, et l'opération césarienne, bien plus dangereuse encore en raison de la puer-
péralité? Qui ne sait, en effet, tous les dangers que l'état puerpéral
fait courir aux femmes en dehors même de la plus légère égratignure?

Puis il cite un passage de M. Bourgeois, de Tourcoing , duquel il
résulte que le médecin , en encourageant l'avortement obstétrical,
ouvre la voie à l'infanticide.

Mais MM. Ozanam et Bourgeois savent bien qu'avec les précau-
tions, consultations préalables, assistance de confrères , usitées dans
un pareil cas, le fait est de notoriété publique et ne peut en aucune
façon encourager un crime ni même en faire naître l'idée. Le crime
aime l'ombre, et il n'a pas attendu pour se faire jour que la science
se soit enrichie d'une opération de plus.

Ce que flétrit et condamne la loi religieuse, d'accord avec la loi
pénale, est le seul avortement clandestin, conçu dans un but crimi-
nel, et non une opération dont l'abstention entraîne forcément la
mort de deux personnes (voir 2ᵉ partie, chap. 1ᵉʳ, *De l'Avortement
provoqué au point de vue médical, théologique et médico-légal*, par
M. Brillaud-Laujardière ; Durand, rue des Grès, 7, 1862).

Nos plus savants maîtres , P. Dubois, Cazeaux, Chailly, Velpeau,
Lenoir, Fodéré, etc., et l'Académie de médecine elle-même, dans sa
séance du 10 février 1862, ont ratifié l'avortement obstétrical. Donc,
pour l'accoucheur, tant qu'il se renferme dans les prescriptions de
la science, il est certain de ne jamais s'écarter du devoir, car la
science et le devoir sont un. (Dʳ Aubinais, *Annales de la Société académique de la Loire-Inférieure,* p. 371 et 372, 1854.)

Passant ensuite à la question religieuse, il dit très-justement, avec
les théologiens, qu'on ne peut faire un mal absolu dans l'intention
de produire un bien.

Mais il faut déterminer où se fait le mal absolu ; c'est le nœud de la question que nous tâcherons d'élucider.

Continuant sur le même sujet, il cite, d'après Zacchias, Debreyne et Gousset, trois cas devant servir de guide au praticien, où la religion prend tour à tour les intérêts de la femme et de l'enfant avec une souveraine sagesse, mais s'arrête là où il n'est plus permis d'opérer la femme sans chances de succès et où il n'est point permis non plus de tuer l'enfant.

C'est alors à la conscience du médecin qu'incombe la responsabilité devant les lois divines et humaines.

Ici M. Ozanam, contrairement à l'opinion de M. Pajot, conseille de laisser marcher la grossesse jusqu'au bout et cela pour plusieurs raisons, dit-il.

« 1° Parce que dans le cours de cette grossesse mille accidents di-«vers peuvent amener un avortement et déterminer la mort natu-«relle du fœtus ; alors le chirurgien est libre de pratiquer l'embryo-«tomie et n'a point à se faire le reproche d'avoir écrasé un enfant «qu'il n'aurait dû toucher qu'après sa mort.

« 2° Si la grossesse arrive à terme, le chirurgien ne peut, dans ce «cas extrême, qu'attendre encore, soit qu'un effort heureux délivre «la mère, comme cela s'est vu plus d'une fois (la mère accou-«chant d'un avorton ou se trouvant dans de meilleures condi-«tions qu'on ne le croyait d'abord), soit que la prolongation du «travail amène la mort de l'enfant.

«Alors, quand le battement du cœur ne sera plus perçu, quand le «méconium évacué depuis longtemps et l'immobilité du fœtus auront «rendu sa mort certaine au moins moralement, l'accoucheur pourra, «avec moins de regret, porter le céphalotribe sur une être humain «et lui briser la tête. »

Ainsi vous comptez sur un avortement naturel ou la mort du fœtus pour permettre au chirurgien le choix entre l'embryotomie et l'opération césarienne. Mais alors il n'y a pas de choix à faire, c'est l'embryotomie si le bassin de la mère n'est que faiblement rétréci, l'opération césarienne, si ce bassin était moins de 4 centimètres ; et pour prix d'aussi grands dangers vous lui offrez un cadavre !

Je crois fermement que c'est ici un conseil funeste qui peut donner lieu aux plus graves accidents pour la mère. Et d'abord quelle différence y a-t-il à attendre avec patience la mort du fœtus, ou à le faire périr avec l'instrument ? Dans le premier cas, c'est tuer l'enfant par omission indirectement, dans le second, c'est le tuer d'une manière directe ; or le résultat sera toujours le même. Et par une semblable conduite à quels dangers n'expose-t-on pas la mère ! L'utérus, se contractant avec force et ayant à lutter contre des obstacles insurmontables, peut produire le décollement partiel ou total du placenta et par là donner lieu à des hémorrhagies plus ou moins graves. Cet organe peut se rompre et l'enfant passer en partie ou en totalité dans la cavité abdominale. Des accidents nerveux, des attaques d'éclampsie, peuvent être le résultat de cette coupable inaction. Après l'accouchement, la métrite, la péritonite, la phlébite utérine, peuvent survenir.

Il est vrai que vous dites que la femme trouvera sa récompense dans le *témoignage de sa conscience et de son cœur !* et surtout qu'elle n'aura pas dit : *Tuez-le, pourvu que je vive.* Mais ici nous faisons de la science et de l'humanité et non pas du roman.

Quant à la grâce du baptême intra-utérin, il n'est pas besoin de laisser mourir l'enfant pour cela, vous savez que tous nos livres classiques recommandent au médecin, quand il est dans une famille chrétienne, d'administrer le baptême dans le cas où l'enfant serait près de périr. (Cazeaux, *Art. des accouch.*, page 525.)

Il en est de même pour le baptême intra-utérin, précédant toute opération, sur le fœtus (voir le rapport du baron Sentin sur la proposition du Dr Thirion de Namur ; *Acad. de méd. belge,* 27 avril 1845). Je suis aussi empressé que vous de procurer cette grâce à tout enfant sur le point de mourir, lorsqu'il appartient à une famille chrétienne ; je crois que c'est un devoir de la part de l'accoucheur de l'administrer avant de pratiquer une opération mortelle, et l'on m'a cité l'exemple d'un respectable professeur de notre Faculté, qui n'a pas hésité à le faire dans un cas analogue. Mais il ne faut pas faire l'opération césarienne dans le seul but de baptiser l'enfant. *Non debet homo occidere matrem ut baptiset puerum* (saint Thomas, *Sum.*, t. IV, quest. LXVIII, art. 11).

M. Ozanam invoque ensuite les données de la science en faveur de l'opération césarienne, il s'appuie surtout sur M. Bourgeois, et dit : « Tous les enfants sont sauvés quand l'opération est pratiquée à temps et convenablement, et les deux tiers des femmes guérissent lorsqu'elles sont placées dans de *bonnes conditions hygiéniques ;* » puis il réduit ce chiffre à moitié et enfin au quart.

Nous ne nions pas que cette opération, depuis le XVI⁰ siècle qu'elle a été appliquée par la chirurgie sur la femme vivante, n'ait donné quelques succès, mais elle a aussi donné des revers ; et, quoiqu'il soit bien constaté que les cas malheureux l'emportent de beaucoup par le nombre sur les cas suivis de réussite, il faut bien le reconnaître, l'opération césarienne a souvent remplacé d'une manière avantageuse les différents procédés d'embryotomie pratiqués par les anciens accoucheurs. Elle doit rester dans la pratique comme une ressource précieuse, dans certains cas de vice extrême du bassin, comme un moyen de sauver au moins l'enfant lorsque sa vie et celle de sa mère se trouvent fortement menacées.

Il est tel rétrécissement où l'opération césarienne est l'unique ressource, même pour l'anticésarien le plus décidé ; alors le choix des moyens à employer pour délivrer la femme n'est pas possible et celle-ci doit de toute nécessité se soumettre aux tristes chances d'une opération presque toujours mortelle.

Mais, dans la majorité des cas, les vices du bassin ne ont pas portés assez loin pour nécessiter impérieusement cette opération. On a alors à choisir entre la mutilation du fœtus et la section césarienne.

Or, des hommes du plus grand mérite sont descendus dans l'arène, et malgré les discussions les plus longues et les plus savantes, ce choix, il faut bien le dire, est encore indécis.

Si nous considérons la pratique suivie en pareille circonstance en Angleterre, nous voyons l'opération césarienne presque complétement abandonnée et que là l'enfant est ordinairement sacrifié pour sauvegarder les jours de la mère. En Belgique, les nombreux insuccès qui l'ont suivie, du moins dans les villes et dans les hôpitaux, en rendent la pratique toujours plus rare et tendent à la faire remplacer par l'embryotomie.

C'est ainsi que sur 23 opérations césariennes en ville et à la maternité de Liége, M. le Dr H. Simon a obtenu 18 enfants vivants et 4 fois seulement il a été assez heureux pour sauver la femme (*Bulletin de l'Acad. de méd. belge*, t. XI, n° 1). En France, cette opération, naguère encore assez souvent pratiquée, paraît chaque jour se confiner dans des limites plus étroites: M. Chailly dit : « Nous n'avons pas dans les murs de Paris un seul exemple d'une femme qui ait survécu à l'opération césarienne. » Cependant nous savons, d'après l'affirmation d'honorables confrères, que dans les campagnes, les trois quarts des femmes soummises à l'opération césarienne ont guéri; aussi dans la pratique rurale donnerons-nous la préférence à l'opération césarienne, tandis que dans les grands centres de population nous n'hésitons pas à employer l'embryotomie jusqu'à 5 centimètres de rétrécissement, et même 4 centimètres avec le forceps-scie (M. Pajot la propose encore à $2,7^{mm}$ par sa méthode); au-dessous de cette mesure, nous revenons à l'opération césarienne, car alors l'extraction d'un fœtus mutilé est tellement difficile, longue et pénible, qu'en tuant nécessairement le fœtus on expose la mère à des dangers aussi grands que par l'opération césarienne.

Certainement, dans les cas de rétrécissements supérieurs à 5 centimètres, que le transport de la malade dans une maison de campagne, comme celle que l'administration de l'assistance publique affecte depuis un an à cet effet, offre plus de chances à la réussite de l'opération, par le bon air et les soins hygiéniques, mais rien ne vaut encore une maison isolée, loin d'autres opérées, avec les soins de famille qui ne manquent pas aux malades opérées en province.

Malgré tous les revers, malgré tous les insuccès constatés à la suite de la section césarienne, il reste à ce propos une question bien grave et qui souvent met l'accoucheur dans un grand embarras ; c'est celle de savoir si l'on peut toujours attenter à la vie du fœtus pour garantir la mère. Peut-on, dans l'état actuel de la science et de la société, faire une réponse directe et précise à cette question? Je ne le pense pas. Certains accoucheurs prétendent qu'en pareil cas, la volonté de la mère est sacrée et doit être respectée ; ils disent qu'ayant le droit de se soustraire à toute opération sanglante. elle est seule libre de décider du genre de sacrifice auquel elle doit être soumise, tandis que l'opérateur ne doit être que l'exécuteur de ses volontés.

D'autres pensent que c'est pour eux une obligation, à laquelle ils ne peuvent se soustraire, d'employer un moyen qui pourra sauver, dans des circonstances heureuses, les deux individus. M. Ozanam est de ce nombre.

Pour moi, je crois, avec le savant Dr Danyau, que sur ce point encore litigieux, le plus sage, le plus rationnel, est de laisser à chacun son libre arbitre, son entière liberté.

Le corps des médecins compte un si grand nombre d'hommes honorables et instruits, que les familles peuvent avoir toute confiance dans leur prudence ; c'est ainsi que l'accoucheur obligé de prendre un parti au moment suprême ne se décidera qu'après mûre réflexion et en se réglant consciencieusement sur l'état général et le résultat de ses explorations, la manière de voir du mari et de la famille, les lieux, les circonstances, la position de famille d'une mère qui peut être le soutien de plusieurs enfants, d'une épouse que mille liens sociaux unissent à la vie (1) ; d'autres fois, c'est

_____

(1) « Uxor a marito præferenda est liberis, quia est velut una caro cum marito, « liberi autem sunt partes divulsæ, adeoque ex ipsi magis conjuncta censentur « quam liberi. » (*Theol. mor.*, J.-G. Seltler, t. I, p. 360.)

une malheureuse fille qui ne demande qu'à mourir et qui n'a aucun motif de réclamer le sacrifice de son enfant pour épargner ses jours. Enfin on notera qu'à la campagne, l'opération césarienne peut obtenir quelques succès, moins dans les grandes villes, et quelle est absolument mortelle dans les hôpitaux.

Il ne sera probablement jamais décidé d'une manière absolue si on doit sacrifier l'enfant pour sauver la mère, ou si on doit soumettre celle-ci à une opération qui la fait presque toujours périr, pour conserver la vie d'un être qui n'est pas né, et dont la frêle existence est exposée à tant de dangers.

Mauriceau, si opposé à l'opération césarienne sur la femme vivante (quoi qu'en dise M. Ozanam), qu'il la regarde comme un excès d'inhumanité, de cruauté et de barbarie, dit ensuite : « Il y a néanmoins des occasions où on pourrait dire que la vie corporelle de l'enfant doit être préférable à celle de la mère, à laquelle on ne peut pas s'exempter de faire l'opération césarienne pour conserver la vie de l'enfant ; comme il pourrait arriver qu'on serait obligé de faire, pour tirer du ventre de la mère un enfant qui devrait être le successeur de quelque grand royaume, parce que le salut public est préférable à celui d'un particulier. C'est ainsi qu'Henry VIII, qui régnait en Angleterre du temps que François Ier régnait en France, permit qu'on fit à Jeanne Seymour, sa troisième femme, la section césarienne, par le conseil des médecins, pour tirer de son ventre Edouard VI, qui a depuis succédé à la Couronne d'Angleterre, préférant ainsi la vie de cet enfant à celle de sa mère, qui mourut quelques jours après cette cruelle opération.

Lorsque l'enfant est mort, évidemment tout scrupule cesse et l'embryotomie est alors la seule opération à mettre en usage, à moins que le bassin ne soit au-dessous de 4 centimètres.

Si la femme meurt et que l'enfant vive encore, le devoir de l'accoucheur est de pratiquer l'opération césarienne *post mortem*, s'il ne s'est pas écoulé plus d'une heure après la mort de la mère, car alors on peut affirmer la mort de l'enfant. (Voir le travail de M. Depaul : *De l'Opération césarienne* post-mortem ; Paris, chez B. Brière, 1861.)

Enfin la lettre de M. Ozanam conclue dans l'espèce pour la consultation du professeur Finizio, dans l'emploi méthodique de l'iodure de potassium à haute dose, continué pendant deux ou trois mois, comme moyen d'arrêter la croissance du fœtus, sans inconvénient pour sa vie Il admet comme possible une diminution de près de 1 centimètre dans le diamètre bipariétal du fœtus ; et dit : « que dans le bassin de 0,07 centimètres, dont parle M. Finizio, l'accouchement prématuré précédé d'un traitement *atrophique énergique* peut conserver la vie à l'enfant qui en sera quitte pour conserver cet arrêt de développement pendant cinq à six mois après sa naissance, ainsi qu'un coryza chronique..... Que si, pris au dépourvu, le chirurgien ne pouvait avoir recours à cette méthode, il devrait encore donner la préférence à la pubiotomie, et qu'enfin, forcé de faire l'opération césarienne, il lui assurerait des chances de succès en :

1° Ne laissant pas échapper l'*occasio prœceps* d'Hippocrate, c'est-à-dire en commençant de bonne heure ;

2° Ne faisant pas l'incision abdominale de plus de 0,1 centimètre ;

3° Employant l'arnica, etc.....

Enfin il recommande l'emploi du collodion pour faire prévaloir l'opération césarienne, comme la plus belle, la première et la plus noble de toutes les conquêtes de la chirurgie.

Or, revenons sur l'emploi de l'iodure de potassium à haute dose pendant trois mois ; c'est ce qu'on appelle le *régime atrophique*.

C'est un moyen dans lequel je n'ai pas une grande confiance et dont il faut se garder de faire un dangereux abus ; il ne peut être qu'un moyen auxiliaire dangereux pour la mère, en lui enlevant les forces dont elle aura besoin plus tard. Dans tous les cas, on ne devrait l'employer que lorsque quelques lignes seulement manquent aux dimensions du bassin.

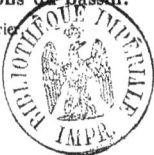

Quant à la préférence que l'auteur donne à la pubiotomie, mieux vaudrait encore la symphyséotomie, quoique abandonnée à peu près aujourd'hui après des succès nombreux, mais aussi des revers. Mais la pubiotomie est peu ou point connue : Desgranges, Champion, Aitkers, Catolica, l'avaient proposée ; Galbiati l'a pratiquée, dit-on, une fois sur la femme vivante avec succès.

Enfin les préceptes, tels bons qu'ils soient, donnés par M. Ozanam pour faire de l'opération césarienne la première comme la plus belle et la plus noble de toutes les conquêtes de la chirurgie, n'en pourront pas faire autre chose que ce qu'elle est et a toujours été, c'est-à-dire une opération ultime, le désespoir des accoucheurs, et, j'ose le répéter avec mon maître M. le D'' Pajot, *si on a pu l'éviter,* une mauvaise chirurgie.

Je ne parlerai pas de la lettre de M. le professeur Stoltz, de Strasbourg, les objections y sont les mêmes, seulement il y dit que pendant qu'on s'évertue en France à accréditer des doctrines surannées, la réaction se fait en Angleterre.

Or, depuis le 31 juillet 1862, M. le professeur Simpson a encore produit un nouvel instrument, destiné à débarrasser l'utérus dans les cas de rétrécissement du bassin. Cet instrument a même des apologistes en France.

D'ailleurs mon maître, M. le D'' Pajot, s'est chargé de la réponse (*Gazette des hôpitaux,* 19 août 1862) ; je répète seulement sa dernière phrase :

« Si *un médecin* avait une fille avecun bassin de moins de 5 centimètres (il est de ces pauvres disgraciées douées de toutes les qualités du cœur et de l'esprit), attendrait-il le terme de la grossesse ou la ferait-il avorter ? »

Ne serait-ce pas le cas d'appliquer le précepte : *Diliges proximum tuum sicut teipsum ?*

Et M. Stoltz lui-même a-t-il toujours pensé de la sorte lorsqu'il disait, dans la *Gazette médicale* du 15 mai 1852, page 305 : « Il est certain que s'il s'agissait de deux existences dont l'une dût nécessairement être anéantie pour sauver l'autre, il ne serait pas difficile de se justifier d'avoir sacrifié l'enfant à la mère, et je ne croirais pas ma conscience chargée d'avoir ainsi agi. »

Enfin M. le Dr Pihan-Dufeillay, professeur suppléant à l'École de médecine de Nantes, auteur d'une très-bonne statistique sur l'opération césarienne, et médecin aussi consciencieux que savant, après avoir aussi blâmé les assertions émises par M. Ozanam, dit (*Gazette des hôpitaux*, 23 août 1862) : « Je ne crois pas qu'il y ait beaucoup de praticiens qui, appelés à extraire un fœtus voué à une mort inévitable, hésitent à accélérer un peu l'époque de cette mort, alors qu'il semble prouvé par les travaux les plus recommandables que la vie de la mère sera le prix de ces quelques heures d'existence intra-utérine que M. Ozanam prescrit d'accorder au fœtus, fœtus dont l'expulsion sera d'ailleurs, je le répète à dessein, précédée d'une mort inévitable. Autre chose est de faire le mal, dit notre confrère, ou d'en être le témoin impuissant. Dans le cas présent, ne serait-il pas plus juste de dire que celui-là fait le mal qui en demeure le témoin *volontairement* impuissant. »

Suivent des statistiques qui ne laissent aucun doute sur la supériorité de l'embryotomie au point de vue des existences sauvées, statistiques bien autrement sérieuses que le calcul de cabinet qu'avait fait M. Ozanam et que je n'avais même pas voulu réfuter.

Puis M. Pihan-Dufeillay, négligeant la question d'obstétrique, envisage l'homme de l'art en face de la situation exceptionnelle dans laquelle il se trouve placé, obligé de subir le sacrifice de l'un ou de l'autre des deux êtres qui lui sont confiés, avec le silence de la loi civile et de la loi morale : « L'avortement provoqué dans ces cas ne peut être, dit-il, imputé à crime au praticien ; mais plus la latitude qui lui est laissée à cet égard est grande, plus s'élève aussi autour de lui la responsabilité morale de sa détermination et les devoirs de prudence et de circonspection qui lui sont imposés..... *Nous ne croyons pas qu'en pareil cas on doive imposer au praticien un précepte, une règle de conduite absolue.* »

C'est aussi l'opinion de M. Paul Dubois, exprimée à l'Académie de médecine, pour Paris et les grandes villes surtout.

C'est aussi celle de M. Danyau, qui veut dans tous les cas conserver sa liberté d'action.

Je me range d'autant plus volontiers à des paroles aussi sensées qu'elles laissent la porte ouverte à la perfection des procédés opératoires, qui pourront ainsi dans l'avenir modifier les idées du praticien, et lui faire enregistrer des succès là où il n'y avait eu que des déceptions. C'est ainsi qu'avec M. Pihan-Dufeillay je conserve l'espoir que des améliorations pourront être apportées à l'opération césarienne comme il en a été apporté à l'ovariotomie.

Et M. Pajot lui-même n'a-t-il pas perfectionné l'emploi du céphalotribe par la méthode de la céphalotripsie répétée sans traction (Paris, chez Asselin, 1863)?

Et nos voisins, en Belgique, n'ont-ils pas le forceps-scie, si peu connu en France, et qui leur rend d'immenses services lorsqu'ils sont dans la dure nécessité de pratiquer l'embryotomie? C'est de cet instrument dont je vais parler dans la 2⁰ partie de ce travail.

2° Du forceps-scie.

De tous les procédés d'embryotomie qui se pratiquent sur la tête, c'est-à-dire la perforation, la section, l'écrasement, la démolition du crâne et la désarticulation des os qui le composent, l'écrasement précédé de la perforation en France, et la section à l'aide du forceps-scie, en Belgique, paraissent avoir prévalu.

Ce dernier procédé surtout, connu dans notre pays plutôt de nom que pratiquement, offre vraiment des résultats remarquables au point de vue d'innocuité pour la mère. J'espère le démontrer par plusieurs observations prises dans un grand nombre, soit à la Maternité de Liége, soit dans le rapport de la commission nommée par l'Académie de médecine belge pour l'examen de cet instrument à Bruxelles, soit enfin dans les écrits de feu le professeur Simon, ex-professeur d'accouchements à la Faculté de médecine de l'Université de Liége, et d'autres auteurs.

Je serais ainsi heureux, dans mon modeste rôle, si je pouvais décider nos maîtres et nos confrères à tenter l'essai d'un procédé qui depuis treize ans a acquis définitivement la sanction de l'expérience et mérité à juste titre d'occuper l'une des premières places dans l'arsenal de l'obstétrique.

Avant de donner les observations, il est bon de dire un mot du forceps-scie de M. Vanhuevel. Du reste, M. Chailly et M. Cazeaux ont ajouté en note, dans leur traité d'accouchements, la description et le mode opératoire du forceps-scie, d'après l'inventeur lui-même, et M. Cazeaux ajoute, page 109 de sa 6ᵉ édition :

« De nouveaux essais sont évidemment nécessaires pour confirmer les avantages que M. Vanhuevel prête à son instrument. Nous savons qu'en France il a été peu essayé et a échoué entre des mains habiles Ce n'est pas une raison pourtant pour ne tenir accun compte des succès que lui attribue l'accoucheur de Bruxelles, et nous croyons devoir le conseiller au moins à titre d'essai. »

En Italie, M. le professeur de Billi, de Sandorno, dans un travail qu'il a lu à l'Institut des sciences et des arts de Milan, le 5 novembre 1850, a fait connaître deux applications du forceps-scie suivies de succès tirés de sa pratique (*Annali universali di medicina* (vol. CXXXVl, page 179, fas. 406, 22 april 1851).

J'ajouterai quelques mots à la description de M. Cazeaux ; je les emprunte en grande partie au rapport de M. Marinus :

1° L'ovale compris entre les cuillers est plus large et se prolonge plus bas que dans les forceps ordinaires pour que la tête du fœtus puisse y plonger profondément. Cette largeur ne doit point être por-

tée au delà de 31 à 32 lignes, si l'on veut que l'introduction des bran
ches soit facile et que l'extraction des segments puisse avoir lieu par
le forceps-scie lui-même.

2° La courbure des cuillers en avant est limitée par celle de la
gaîne qui règne le long du bord antérieur. Cette gaîne est tracée sur
un rayon de 9 pouces et demi (0^m, 25 c. et demi), et conduit les
lames dentées sous l'entablement des branches, afin de rendre
celles-ci vers le bas le plus étroites possible. En haut ces branches
n'ont que 18 lignes (0,04 c.) de largeur.

M. Vanhuevel considère comme inutile, désavantageux même, de
leur donner plus d'étroitesse : inutile, parce qu'il serait imprudent
de faire l'embryotomie au-dessous d'un pouce et demi (4 centimètres)
d'ouverture au bassin ; désavantageux, parce que le forceps tend toujours à s'appliquer en arrière contre les symphyses sacro-iliaques et
la paroi postérieure de la matrice, et que plus les gaînes se rapprochent de la face postérieure du bassin, moins le segment de ce côté
aura d'épaisseur et plus l'antérieur sera difficile à extraire. Recom-
mencer plusieurs fois l'opération pour enlever de nouveaux segments est une complication qu'il faut tâcher d'éviter. D'ailleurs les
cas de viciation extrêmes du bassin sont rares : c'est entre 2 ou
3 pouces que les difformités de cette cavité osseuse sont les plus
ordinaires. Aussi est-il préférable de disposer la forme du forceps de
manière à la rendre applicable au plus grand nombre de cas, qu'en
vue d'une étroitesse exceptionnelle du bassin, qui exclut d'ailleurs,
d'après nous, l'opération de l'embryotomie.

3° La longueur des cuillers est de 9 pouces et demi (0^m, 255),
mesurée directement de leur partie inférieure jusqu'à leur sommet.
Pour juger si elle est suffisante, on doit considérer à la fois la hauteur de la tête et celle du bassin réunies. En cas de viciation, l'étendue de la vulve au promontoire ne va pas au delà de 5 pouces
(0,135) ; le volume de sa tête, du sommet à sa base, mesure au plus
4 pouces à 4 pouces et demi (0^m, 11 à 12 c.). Or si le bas des cuillers s'engage dans la vulve, c'est que la résistance du segment infé-

rieur de la matrice, incomplétement assoupli, fait glisser le forceps, quand on l'articule plus profondément qu'il ne le faut pour atteindre la base du crâne. On n'a qu'à ouvrir directement les branches pour dilater le col, et tirer sur l'instrument pour l'amener plus bas, ou bien faire repousser le périnée par des aides. On arriverait au même résultat en allongeant les cuillers du forceps ; mais, comme la gaîne conductrice de la scie est courbe, on ne peut augmenter sa longueur qu'en rendant le frottement de la chaînette sur le plat des maillons plus fort, et par suite la manœuvre plus difficile.

4° Une modification plus utile a été apportée au forceps-scie par son inventeur ; elle est relative à la disposition de la clef de l'instrument. Dans l'origine, il fallait un aide pour tenir l'instrument, puis un second pour tourner et empêcher les mouvements du retour de la clef. On a évité l'intervention d'un second aide, en mettant la clef parallèlement au manche du forceps ; avant elle était perpendiculaire. Le pignon seul conserve sa position transversale ; à son sommet est fixée une roue dentée de champ, dont une partie de la circonférence seulement s'engrène avec un autre pignon fixé sur une tige qui se prolonge le long du manche. Le tout est solidement réuni au moyen d'un pont qui soutient l'une et l'autre pièce. Les mouvements en sont doux et faciles.

MODE OPÉRATOIRE.

Lorsque les lames conductrices de la scie sont introduites dans les gaînes, on passe entre la cuisse gauche de la femme et le forceps le pignon transversal qu'on engage dans l'un et l'autre piton mobile ; puis on abaisse la clef jusque sur le conduit de l'instrument où elle s'attache au moyen d'une broche folle. L'aide, placé à gauche de l'opérateur, empoigne de la main gauche le manche du forceps, et la clef tout à la fois, tandis que de la main droite il fait tourner la poignée de celle-ci d'après les indications de l'accoucheur. L'action des deux mains de l'aide est concentrée dans un seul point : de la gauche, il pèse légèrement sur le forceps pour le porter en bas, tandis que de la droite, il l'agite dans le même sens en tournant la clef. Cette dernière n'a pas de tendance à revenir sur elle-même quand on tire sur la chaînette, tant à cause de sa position particulière, que par la pression exercée sur sa longueur par la main gauche de l'aide. On peut faire avancer ou reculer les lames à volonté.

5° La section du crâne étant opérée, on saisit le manche du forceps de la manière habituelle, on tire directement en bas, en faisant exécuter à l'instrument des mouvements latéraux, ou on le relève peu à peu selon le point du bassin où le segment détaché est parvenu. Ordinairement ce segment cède et sort facilement; parfois même toute la tête, dont les segments chevauchent l'un sur l'autre après l'écoulement de la substance cérébrale, est entraînée. Dans d'autres cas, la résistance est grande, et on est obligé de dégager les branches du forceps après avoir au préalable retiré de leurs gaines les lames dentées. On agit différemment selon la présentation de l'enfant.

Est-il venu par les extrémités inférieures, on saisit le tronc d'une main, en accrochant les épaules de l'autre ; le segment antérieur, attaché au corps, sort du bassin ; le postérieur est retiré avec les doigts ou la tenette. Si la section n'avait pas complétement divisé le crâne, le morceau postérieur se replie pendant les tractions pour suivre l'autre, et se retourner comme le couvercle d'une boîte à charnière.

Est-ce le sommet de la tête qui s'est présenté le premier, on se sert d'une tenette plate et dentée disposée de la manière suivante : les mors, aplatis de dedans en arrière, et courbés comme les gaines du forceps-scie, sont larges de 1 pouce ou $0^m,027$, et longs de 3 pouces et demi ($0^m,095$); le postérieur, en forme de levier des Flamands, présente plusieurs petits trous carrés; l'antérieur est garni sur sa convexité d'autant de dents de loup reçues dans les ouvertures de l'autre mors. Les deux branches, plus longues d'un pied, sont articulées de côté par un clou à large tête, et par une entaillure à la manière des forceps allemands. Elles se terminent en arrière, la branche à trous par un crochet mousse qui peut remplacer celui de Levret, la branche à dents, par un large anneau destiné aux doigts.

Sur cette branche à anneaux glisse un crochet qui, en s'appliquant sur l'autre branche, empêche l'instrument de lâcher prise.

Pour se servir de cette tenette, on introduit d'abord la branche dentée dans la rainure du crâne : un aide la soutient ; puis, celle à trous est placée en arrière, sous la tête, dans la cavité du sacrum. L'articulation faite, on passe deux ou trois doigts de la maindr oite dans l'anneau, l'index sur les branches, le pouce dans le crochet pour extraire le segment postérieur. Après sa sortie, la branche à trous désarticulée est glissée derrière le pubis, sur la convexité du crâne.

On peut alors l'employer comme un levier pour abaisser ce tronçon dans le vide du bassin ; enfin on place la branche à dents derrière le segment, dans le creux de la tête, pendant que l'aide soutient la première. On articule ; le pouce de la main droite s'engage dans l'anneau, les doigts réunis dans le crochet, et l'on peut ainsi, sans danger de blesser la femme, faire des efforts même còn-sidérables. Il est entendu que la main gauche occupe le vagin pour le garantir contre toute lésion.

Cette pince réunit à la fois une tenette à large prise, un levier et un crochet mousse. Ce crochet a été employé quelquefois par M. Vanhuevel lorsque le segment antérieur offre trop de résistance. D'abord, la main gauche est placée en supination dans le vagin pour protéger ce canal contre les aspérités osseuses ; le pouce de cette main pénètre derrière le pubis, jusque sur la convexité du crâne ; le crochet mousse est appliqué derrière le segment, sur une partie résistante de la base ; les deux premiers doigts gauches le sont sur le dos du crochet, fixant ainsi le tronçon de la tête et l'instrument tout à la fois. Alors, avec la main droite, on tire sur le

manche directement en bas et en spirale, suivant de la main gauche
ces mouvements à l'intérieur ; le fœtus descend et sort en exécutant
un quart de rotation latérale.

Six observations publiées par M. le Dr Simon, dans le *Bulletin de
l'Académie de médecine belge*, t. XI, n° 1.

OBSERVATION Ire.

Élisabeth D....., âgée de 22 ans, primipare et à terme, entre à l'hospice de la
Maternité de Liège, le 11 février 1851, à dix heures du soir. Les premières douleurs commencèrent le 17 dans la matinée ; mais, faibles et irrégulières d'abord,
elles ne se développèrent complétement que le lendemain matin, époque à laquelle le travail s'établit pour suivre une marche régulière. Appelé à la Maternité
vers les dix heures, au moment où venait d'avoir lieu la rupture naturelle des
membranes, je procède à un examen détaillé et je reconnais que cette femme,
d'un tempérament lymphatique bien prononcé, porte des traces évidentes du rachitisme dont elle a été atteinte dans son enfance. Sa taille est un peu au-dessous de la moyenne ; les tibias sont fortement arqués en avant et en dedans ; les
fémurs présentent une légère incurvation en dehors. Le sacrum, très-court, est
fortement recourbé sur sa face antérieure, tandis que la symphyse pubienne est
aplatie, enfoncée vers le centre du bassin. Les membres supérieurs et le rachis
n'offrent rien d'anormal.

Le col de la matrice, dur et rigide, est dilaté au point que son ouverture offre
à peu près les dimensions d'une pièce de 5 francs ; le fœtus se présente en première position du sommet. Le doigt indicateur touche avec facilité la saillie sacro-vertébrale ; en effet, le diamètre antéro-postérieur du détroit abdominal,
mesuré alternativement avec le doigt au moyen du compas d'épaisseur de Baudelocque et du pelvimètre de M. Vanhuevel, ne donne que 2 pouces ½ d'étendue (0,07 c.) Les diamètres obliques et transverses, moins longs que dans l'état
normal, sont cependant loin d'offrir une réduction aussi prononcée que celle du
diamètre sacro-pubien. Le détroit inférieur n'est pas rétréci ; l'excavation, assez
régulière, offre peu de hauteur. Cet examen étant terminé, nous nous décidons
à retarder la délivrance de quelques heures, pour attendre une plus grande dilatation du col utérin.

A quatre heures après midi, il est mou, souple et suffisamment dilaté pour
permettre l'accouchement artificiel ; les contractions utérines sont fortes, et,
malgré cela, la tête reste invariablement fixée au-dessus du détroit supérieur.

L'impossibilité de l'accouchement ayant été reconnue par nous et par plusieurs praticiens dont nous avions réclamé le secours et les lumières, il ne nous restait qu'à choisir entre la triste nécessité ou de sacrifier l'enfant ou de faire sur la mère l'opération césarienne. Consultée sur le genre de sacrifice auquel elle voulait se soumettre, la patiente se refusa à toute espèce d'opération sanglante pratiquée sur elle-même. L'embryotomie fut donc décidée.

La femme étant convenablement placée et maintenue par des aides, la position de l'enfant ayant été de nouveau rigoureusement déterminée, je procédai sur-le-champ à l'application du forceps-scie, après avoir préalablement ondoyé le fœtus.

Les branches de l'instrument furent appliquées sans difficulté, la première vis-à-vis de la symphyse sacro-iliaque gauche, la seconde vis-à-vis de la symphyse sacro-iliaque droite, puis ramenée derrière la cavité cotyloïde du même côté. Ces branches ayant été articulées, la scie fut mise en mouvement et la section de la tête fut pratiquée. Ces différents temps de l'opération furent exécutés sans grandes douleurs pour la patiente et en moins de dix minutes.

Je retirai le forceps, après quelques tractions inutiles pour entraîner le fœtus, et je le remplaçai par de fortes pinces, à l'aide desquelles je parvins à faire descendre dans l'excavation du bassin les deux segments du crâne tenant encore l'un à l'autre par un lambeau de cuir chevelu ; lorsqu'ils furent arrivés au détroit inférieur, je les saisis avec le petit forceps de Smellie, pour éviter les lésions du vagin et de la vulve, et j'en opérai l'extraction.

La tête avait été divisée en deux parties à peu près égales dans la direction du diamètre occipito-mentonnier ; la scie était allée plus loin, elle avait atteint le haut de la poitrine et divisé les chairs.

Le poids de l'enfant était de 6 livres, sa longueur de 18 pouces. Les principaux diamètres ont donné les mesures suivantes :

Diamètre occipito-frontal....... 4 pouces (0,11)

— occipito-mentonnier... 4 $\frac{3}{4}$ (0,13)

— bipariétal........... 3 $\frac{1}{2}$ (0,095)

La durée totale de l'opération a été d'un quart d'heure ; la délivrance eut lieu naturellement au bout de quelques minutes ; les suites de couches ne présentèrent rien de particulier et n'offrirent aucun phénomène différent de ceux d'une parturition naturelle. Le neuvième jour, la femme D....., complétement rétablie, quittait l'hospice.

OBSERVATION II.

Joséphine B....., épouse L....., âgée de 38 ans, d'une constitution lymphatique, ressentit les premières douleurs de l'enfantement le 24 février 1851 ; elle entra à la Maternité le 26, vers deux heures du matin, à terme de sa quatrième grossesse.

Les trois premiers accouchements ont été terminés par l'application du forceps, toujours après un travail long et pénible ; chaque fois l'enfant a été amené mort. La patiente nous dit que les douleurs étaient restées à peu près stationnaires jusqu'au 25 au soir, époque à laquelle la sage-femme appelée auprès d'elle avait rompu la poche des eaux, sans que l'écoulement du liquide amniotique réveillât les contractions utérines. Deux praticiens furent appelés et tentèrent d'extraire l'enfant à l'aide du forceps. Après plusieurs tentatives infructueuses, la femme fut transportée à l'hospice de la Maternité. La maîtresse sage-femme, voyant l'état alarmant de cette malheureuse, ne jugea pas prudent d'attendre le jour pour la délivrer et me fit immédiatement demander. A mon arrivée. je la trouvai presque exsangue et dans le plus grand état de faiblesse : les pulsations artérielles étaient presque imperceptibles, les extrémités refroidies. Cette femme gémissait, se plaignait ; elle disait ressentir dans le bas-ventre des douleurs incessantes bien différentes de celles qui dépendent des contractions utérines. Il existait chez elle un état d'angoisse inexprimable.

En pratiquant le toucher, je constatai qu'il existait de larges déchirures à la partie moyenne du vagin et au col utérin. Le doigt indicateur parvint avec facilité à l'angle sacro-vertébral ; aussi le diamètre antéro-postérieur du détroit supérieur n'offrit que 3 pouces d'étendue (0,08 c.). Le sacrum, assez court, était recourbé sur sa face antérieure. Le bassin me parut frappé d'étroitesse absolue, car les différents diamètres, tant au détroit abdominal qu'à l'excavation et au détroit inférieur, avaient perdu une partie de leur étendue normale.

La dilatation de l'orifice utérin était complète, et la tête se présentait en première position, mobile au-dessus du détroit supérieur. Ce fut en vain que je cherchai à entendre le bruit cardiaque et à sentir les mouvements actifs du fœtus, qui déjà depuis longtemps n'étaient plus perçus par la femme.

La longueur du travail, l'écoulement entier du liquide amniotique, les lésions des organes génitaux, et l'extrême faiblesse de la patiente d'une part ; de l'autre, l'absence complète du bruit cardiaque et des mouvements actifs, me donnant la certitude que le fœtus avait cessé de vivre, je pris le parti de recourir immédiatement à la céphalotomie, qui me parut indiquée autant par la viciation du bassin que par les lésions des parties molles, qu'eussent inévitablement augmentées les tractions auxquelles on eût dû se livrer pour extraire l'enfant à l'aide du forceps ordinaire. Je me décidai en conséquence à faire usage du forceps-scie.

L'état de la femme me faisant un devoir de me hâter, je fis prier les Drs Depar et Nannan, dont la demeure est voisine de la Maternité, de vouloir bien s'y rendre immédiatement. Pendant ce temps tout fut disposé pour l'opération. Ces messieurs, à leur arrivée, constatèrent aisément l'état de gravité dans lequel se trouvait la femme; ils acceptèrent le moyen que je proposais, et nous nous empressâmes de procéder à la délivrance.

Les deux branches de l'instrument furent appliquées sur les parties latérales du bassin, assez haut pour que la tète fût convenablement saisie; elles furent introduites et articulées sans que la femme accusât la moindre douleur. Les tiges conductrices ayant été introduites dans les coulisses, la scie commença bientôt à jouer, et la section du crâne fut effectuée en moins de dix minutes. La division de la tête étant opérée, la masse cérébrale s'échappe, les fragments chevauchent l'un sur l'autre, rapprochés par les serres de l'instrument. Je retire celui-ci, et j'opère l'extraction des segments crâniens à l'aide de tenettes, et sans la moindre peine. La tète avait été divisée suivant une ligne partant de la partie gauche de l'occipital pour se rendre à la joue droite. Dans ce cas comme dans le précédent, l'action de la scie a également porté sur la partie supérieure et antérieure gauche du tronc, dont elle a détaché un lambeau de chair.

Le poids de l'enfant était de 6 livres, sa longueur de 18 pouces. Les principaux diamètres de la tète ont donné les mesures suivantes :

Diamètre bipariétal.....................	3 p. 6 lignes	0^m,095	
— occipito-frontal..............	4 p. 1 quart	0^m,115	
— o.-mentonnier................	5 p.	0^m,136	

Quelque temps après la délivrance, l'opérée est placée sur le lit de couches et dans une chambre à part. On cherche à rétablir la circulation à l'aide de légères frictions sur les membres, et en l'entourant de cruchons d'eau chaude. On prescrit une potion éthérée. Le reste de la nuit se passe dans la plus grande agitation, la femme se plaignant de douleurs vives et continues dans le bas-ventre.

Le 27, même état; pouls faible, irrégulier, fréquent, face grippée, ventre un peu ballonné, écoulement lochial, continuation des douleurs dans le bassin. — Infusion de tilleul; cataplasmes émollients sur l'abdomen.

Le 28, même état; la malade meurt dans la nuit.

Cette femme devait nécessairement succomber aux grandes et nombreuses lésions qu'elle portait à son arrivée à la Maternité.

L'application du forceps-scie a parfaitement rempli le but qu'on s'était proposé, c'est-à-dire de terminer l'accouchement sans efforts, sans fortes tractions et sans ajouter de nouvelles douleurs à celles qui existaient déjà.

Autopsie. Inspection générale du péritoine.

Commencement de production de fausses membranes ; adhérences partielles des circonvolutions intestinales entre elles et avec les parois abdominales ; extravasation sanguine dans la cavité péritonéale. La vessie est d'un aspect noirâtre et fortement contusionnée ; l'utérus est rougeâtre et développé ; le vagin présente deux déchirures vers sa partie moyenne, l'une à la paroi latérale droite, et l'autre à la paroi latérale gauche. On trouve en outre deux autres déchirures, à bords irréguliers, meurtris, à la paroi postérieure de la cavité du col, vers sa partie moyenne.

La dimension du bassin entièrement dégarni des parties molles est, au diamètre antéro-postérieur, 3 p. 3 lignes ($0^m,09$) au détroit supérieur ; tous les autres diamètres sont également viciés.

OBSERVATION III.

La nommée Marie P....., âgée de 38 ans, primipare, portant des traces de rachitisme ancien, et n'ayant en effet, au dire de sa mère, marché qu'à l'âge de 5 ans, était en travail depuis six heures du matin. La poche des eaux, mince et allongée, s'était rompue deux heures après, pendant que le toucher était pratiqué par une sage-femme. Cette dernière, après avoir abandonné le travail aux efforts de la nature, reconnaissant enfin, vers deux heures de l'après-midi, que malgré de bonnes douleurs, l'accouchement ne faisait aucun progrès, demanda le secours d'un chirurgien. M. le Dr Depar, ayant été appelé, reconnut bientôt la cause du peu d'efficacité des contractions utérines et des efforts de la patiente. Jugeant qu'elle ne pouvait accoucher naturellement, à cause d'un état d'angustie du bassin, il me fit prier de venir l'examiner, et me proposa de faire usage du forceps-scie. Je reconnus à mon arrivée toute la justesse du diagnostic de mon confrère ; le col utérin était non pas entièrement dilaté, mais mou, souple et complétement dilatable, la tête n'ayant pu s'engager au détroit supérieur. Nous mesurâmes le bassin avec les doigts, n'ayant pas de pelvimètre à notre disposition. L'indicateur porté sur l'angle sacro-vertébral, et relevé ensuite contre la partie supérieure de l'arcade pubienne, nous fit bientôt reconnaître que le diamètre antéro-postérieur n'avait qu'une étendue de 2 p. 3 quarts environ ou $0^m,075$.

S'il est vrai qu'à la rigueur une tête d'un volume médiocre puisse être entraîné par le forceps à travers un bassin ainsi vicié, il faut convenir que ce résultat ne pourrait être obtenu qu'au moyen de tractions violentes, et au péril non-seulement des jours de l'enfant, mais même des jours de la mère. Ici l'absence des mouvements du fœtus, la cessation du bruit cardiaque et des pulsations artérielles dans une anse du cordon ombilical qui s'était engagé entre les parois du bassin et la tête de l'enfant, nous donnaient la certitude que celui-ci avait cessé de vivre. D'après ces considérations l'application du forceps-scie me parut parfaitement indiquée. Ce fut le 28 mars, vers dix heures et demie du soir, que je procédai à cette opération, aidé du Dr Deparlet du Dr Nannan, qui nous avait accompagné. Tout étant convenablement disposé pour l'opération, l'application de l'instrument se fit sans difficulté; il y eut un peu de retard causé par l'introduction des conducteurs; néanmoins tout fut terminé en très-peu de temps.

Après la section du crâne, la scie fut retirée, et le forceps, laissé en place, servit à extraire les segments de la tête sans beaucoup d'efforts. Le crâne était divisé du sommet à la base, de manière qu'une partie équivalente à peu près au tiers de la totalité de la tête en était détachée.

La délivrance ne se fit pas attendre, sauf une douleur vive, qui se manifesta le troisième jour à l'abdomen, et qui du reste disparut assez rapidement, après une application de sangsues, les suites furent celles d'un accouchement naturel; dès le onzième jour la femme se trouvait complétement rétablie.

OBSERVATION IV.

Hélène B....., âgée de 33 ans, d'un tempérament lymphatico-sanguin, admise à à l'hospice de la Maternité le 31 mars à onze heures du soir, est le lendemain soumise à notre examen. Interrogée sur ses premières années, cette femme nous dit que, jusqu'à l'âge de 9 ans, elle a été condamnée au repos le plus complet; qu'à partir de cette époque elle a pu tant soit peu marcher en s'aidant de béquilles, et que c'est seulement vers la seizième année de sa vie qu'elle a pu le faire seule et sans secours.

La femme B..... est arrivée à la fin de sa deuxième grossesse, la première s'étant terminée il y a deux ans, au terme de six mois, par l'expulsion naturelle d'un fœtus mort. Sa taille est de 1 m. 23 c. Tout son corps porte des traces évidentes de rachitisme; la saillie antérieure du sternum et le peu de courbure des côtes ont diminué le diamètre transversal de la cavité thoracique, qui a pris ainsi un aspect tout particulier. La colonne vertébrale, considérablement déformée, présente des courbures anormales dans toute son étendue. L'inclinaison antérieure du bassin est très-prononcée, et le sacrum, qui est court, bascule fortement en avant par sa base. Enfin l'arcade du pubis est rétrécie, et les membres inférieurs sont incurvés et tordus sur eux-mêmes. Le col de la matrice, offrant une dilatation équivalente à la largeur d'une pièce de 3 francs, est situé très-haut vers la base du sacrum. L'utérus, fortement incliné en avant, est en entier logé dans l'abdomen, considérablement distendu, disposition qu'explique très-bien l'étroitesse du bassin. Le doigt indicateur parvient avec la plus grande facilité à l'angle sacro-vertébral. Le diamètre antéro-postérieur du détroit abdominal, mesuré à l'aide du doigt et des instruments, donne moins de 2 pouces $\frac{1}{2}$ (0,07 c.) d'étendue. Les eaux se sont écoulées depuis la veille, et l'enfant se présente en première position du sommet. Le bruit cardiaque est manifestement entendu.

Les contractions utérines étant à peu près nulles, et la dilatation du col encore incomplète, je pris la résolution d'attendre quelque temps avant d'opérer la délivrance. Je fis prévenir plusieurs confrères et les élèves qui suivent la clinique des accouchements. Je crus, en outre, qu'il était de mon devoir, dans cette circonstance, de faire prévenir M. le Dr Didot, et de lui offrir de faire en notre présence l'essai de son diatrypteur.

A quatre heures après midi, nous nous trouvâmes réunis à la Maternité avec M. Didot, quelques professeurs de l'Université et bon nombre de praticiens. Ces messieurs, après avoir examiné la patiente, se déclarèrent tous d'accord avec moi sur le degré de viciation du bassin. Je leur demandai alors si leur opinion, dans le cas présent, serait d'agir ou sur la mère ou sur l'enfant. On décida à peu près unanimement que l'enfant devait être sacrifié, attendu le peu de chances qu'il y aurait de sauver la mère après la symphyséotomie ou l'opération césarienne. D'ailleurs, la patiente réclamait instamment le sacrifice de son enfant, et s'opposait à laisser pratiquer sur elle-même toute opération sanglante : sa volonté fut respectée. J'offris alors à M. Didot de faire l'essai de son diatrypteur, ce qu'il accepta volontiers, après avoir déclaré que le cas, n'exigeant absolument pas l'emploi de cet instrument, était néanmoins très-favorable à son application. Nous passâmes immédiatement à la salle d'opérations où les élèves étaient déjà réunis.

L'enfant ayant été ondoyé et baptisé, la femme placée sur le lit de travail et convenablement maintenue par les élèves, je donnai la place d'opérateur à M. Didot, et me mis à ses côtés pour lui servir d'aide. Après quelques tentatives, notre confrère déclara qu'il ne pourrait attaquer le crâne du fœtus, à cause de la mobilité de la tête au-dessus du détroit supérieur. Cependant, pour dire la vérité tout entière, je dois faire remarquer que les eaux étaient écoulées depuis environ quinze heures, et que plusieurs mains habiles lui étaient venues en aide pour fixer l'utérus et le fœtus pendant les tentatives de perforation. M. Didot ayant renoncé à l'emploi de son instrument, je me décidai à faire usage du for-

ceps-scie. Son application, dans ce cas, fut assez longue et assez difficile ; l'introduction de la branche à pivot, à gauche et en arrière, eut lieu sans peine ; il n'en
fut pas de même de la branche à mortaise : la main gauche, qui devait la diriger
et sauvegarder les organes de la femme, ne put pénétrer dans l'excavation du
bassin qu'étant formée en cône par la réunion des doigts, tandis que des mouvements de rotation sur son axe lui étaient imprimés pour la faire avancer. Lorsque
cette main fut introduite, je voulus en écarter les doigts pour frayer une voie à
l'instrument, mais ce fut inutilement ; ils restèrent serrés les uns contre les autres, à cause de l'étroitesse des parties ; cependant, de l'extrémité de ces doigts
je parvins à atteindre un point de la circonférence du col à droite et en arrière ;
ce fut vers ce point et par un espace fort étroit que je fis pénétrer la branche fe-
melle, en réunissant tous mes soins pour éviter la matrice et le cul-de-sac du vagin. Les deux branches introduites, il fallait les rendre parallèles, les articuler,
tout en saisissant la tête, de manière qu'elle n'échappât ni latéralement ni
verticalement. Je laissai la branche mâle en place, l'autre fut ramenée en avant,
en regard de la première ; je la fis cheminer en lui imprimant tout à la fois le
mouvement de spirale recommandé par Mme Lachapelle, et les mouvements
de scie conseillés par Levret ; alors je pus articuler les deux branches.

Je suis entré dans quelques détails sur cette manœuvre, parce que la presse,
mal informée sans doute, en a rendu un compte inexact. La précipitation, en pareil cas, aurait pu donner lieu aux accidents les plus graves ; par une sage len-
teur je suis parvenu à surmonter de grandes difficultés et à réussir.

Pour bien comprendre ces difficultés, il faut avoir eu quelquefois occasion
d'aller saisir avec le forceps la tête de l'enfant, retenue au détroit supérieur, dans
un bassin présentant à la fois l'étroitesse absolue et l'angustie relative, comme
celui auquel nous avions affaire.

Le forceps étant convenablement placé et la tête bien saisie, l'on fit jouer la
scie ; la section du crâne fut terminée en quelques instants. Les conducteurs furent aussitôt retirés, et le forceps, laissé en place, servit, à l'aide de légères tractions, à extraire le segment du crâne qui avait été détaché. Le reste de la tête et
le tronc furent extraits sans difficulté au moyen de fortes pinces.

L'enfant était d'un volume médiocre ; le segment antérieur de la tête compre-
nait le pariétal droit, une portion du frontal, et la plus grande partie du tempo-
ral droit, avec l'oreille du même côté. Mais là encore ne s'est pas bornée l'action
de la scie : elle a entamé le bras droit, ainsi que la partie supérieure de la poitrine qui était largement ouverte. La partie supérieure du corps avait donc été
saisie, en même temps que la tête, par les cuillers de l'instrument ; cela s'explique

très-bien par la disposition de l'enfant, qui était ramassé et comme replié sur lui-même dans la cavité utérine.

La délivrance s'opéra naturellement au bout de quelques minutes ; l'examen attentif des organes génitaux de la femme démontra qu'ils étaient restés parfaitement intacts. Aussi l'opérée n'a offert, à la suite de l'accouchement, aucun phénomène différent de la parturition naturelle ; dix jours après la délivrance elle était complétement rétablie et quittait l'hospice de la Maternité.

OBSERVATION V.

Marie-Elisabeth C....., demeurant dans une commune des environs de Liége, âgée de 34 ans, était accouchée naturellement d'un enfant vivant, en 1844. Enceinte de nouveau en 1846, elle accoucha encore naturellement, après trois jours de douleurs, d'un enfant mort et qui venait en présentation du siége. Son troisième accouchement eut lieu en 1847, mais il fut extrêmement laborieux et l'on dut avoir recours à l'application du forceps pour extraire l'enfant, qui vint mort au monde. Quant à un quatrième accouchement, qui eut lieu en 1848, et dans lequel l'enfant présentait les pieds, on dut, pour délivrer la patiente, faire sur les extrémités pelviennes des tractions très-fortes qui amenèrent un enfant mort. En 1850, elle avorta d'un fœtus de 3 mois. Elle arriva heureusement en 1851, à la fin d'une nouvelle grossesse, celle dont la terminaison fait principalement l'objet de cette observation.

Le 2 du mois d'août, vers une heure du matin, la poche des eaux se rompit spontanément, sans douleurs et sans causes appréciables. La patiente fut sans inquiétude jusqu'à sept heures du soir, époque à laquelle se déclarèrent les premières douleurs. Une sage-femme appelée pour lui donner des soins déclara que le travail n'était pas commencé et qu'il fallait attendre. Les contractions utérines, après s'être calmées pendant quelques heures, reparurent le lendemain, mais avec beaucoup plus de force et continuèrent sans interruption pendant toute la journée. Ce fut alors qu'on eut recours à un chirurgien, qui, après avoir inutilement tenté l'application du forceps, crut devoir laisser un peu de repos à la femme et s'adjoindre un confrère. Les praticiens essayèrent quelques heures plus tard une nouvelle application du forceps ; mais, malgré tous leurs efforts, ils ne parvinrent jamais, au dire de la femme, qu'à placer une des deux branches de l'instrument. Enfin, après plusieurs tentatives infructueuses pour vaincre l'obstacle qui s'opposait à son introduction, ces messieurs se décidèrent à envoyer la femme C..... à la Maternité de Liége, où elle arriva le 4 août, vers

ᶦnq heures du matin. J'y fus appelé et m'y rendis immédiatement. Ayant inter-
.ᴏgé et examiné cette femme, je reconnus tout d'abord chez elle les symptômes
qui annoncent un commencement d'ostéomalacie : sa marche avait été pénible
et difficile pendant toute la grossesse ; le bassin était fortement vicié, car le
doigt indicateur arrivait avec facilité à la base du sacrum, tandis que les branches
ischio-pubiennes étaient rapprochées et les cavités cotyloïdes portées en dedans
et en arrière. La tête de l'enfant, retenue au détroit supérieur, offrait une tu-
meur volumineuse, molle, non résistante. Il était impossible de déterminer la position. Les mouvements actifs avaient complétement cessé et le bruit cardiaque
n'était plus entendu, ce qui annonçait d'une manière à peu près certaine que l'enfant avait cessé de vivre. Ma conviction sur ce point était corroborée par la longueur du travail, par l'écoulement des eaux qui avait eu lieu quarante heures
auparavant, et enfin par des manœuvres infructueuses qui avaient été tentées.
Dans cet état de choses, mon devoir me parut nettement tracé ; je n'avais point
à épargner un enfant que tout m'annonçait être privé de vie ; je devais agir sur
ce cadavre pour sauvegarder la mère.

Je me décidai sur-le-champ pour l'application du forceps-scie. Dans ce cas,
comme dans ceux que je viens de rapporter, l'opération fut simple et parfaitement supportée par la femme. La tête fut sciée dans une direction telle que le
pariétal droit fut emporté en entier avec une partie de l'occipital et du pariétal
gauche ; la masse cérébrale s'écoula d'elle-même, il n'en resta qu'une faible
portion attachée à la base du crâne. Le segment détaché fut amené au dehors
au moyen des doigts ; l'autre fut entraîné avec le tronc au moyen de tenettes
fixées sur sa partie postérieure. Cette application de forceps-scie faite avec le
secours d'un seul aide, la maîtresse sage-femme de la Maternité, a été achevée
sans le moindre accident. Les suites de couches ont été naturelles ; après neuf
jours, la femme était parfaitement rétablie et quittait l'hospice de la Maternité
pour retourner chez elle.

OBSERVATION VI.

Marguerite L....., épouse de L. C....., âgée de 34 ans, primipare, à terme et en
travail depuis trois jours, entre à la Maternité de Liége la nuit du 8 au 9 novembre 1851.

Je me rends auprès de cette femme vers les cinq heures du matin ; le toucher,
que je pratique immédiatement, me fait connaître :

1° Que le col utérin, mince et souple, offre une dilatation égale aux dimensions d'une pièce de 5 francs ; 2° que les membranes sont rompues ; 3° que

l'enfant présente le sommet en position occipito-cotyloïdienne gauche ; 4° que la tête est fixe et immobile au - dessus du détroit supérieur ; 5° enfin que la saillie sacro-vertébrale est très-prononcée, et que le doigt y arrive sans difficulté.

Les eaux sont écoulées depuis la veille, les douleurs ont atteint leur summum d'intensité, et la matrice est fortement contractée sur le fœtus. Cette femme, d'un tempérament lymphatique, d'une taille au-dessous de la moyenne, nous déclare que son enfance a été exempte de toute maladie; mais qu'à 12 ans, vers l'époque de la puberté, elle fut atteinte de vives douleurs dans les membres inférieurs, puis de faiblesse et d'une paralysie à peu près complète qui l'empêcha de marcher jusqu'à l'âge de 13 ans. Nous ne trouvons aucune trace de rachitisme; seulement nous remarquons, le long de la colonne vertébrale, les cicatrices de nombreux moxas.

La sage-femme qui avait été appelée, voyant, dans la soirée du 8 octobre, que le travail n'avançait pas malgré de fortes et vives douleurs qui existaient déjà depuis longtemps, réclama le secours d'un accoucheur. M. le Dr Malherbe, ayant été demandé, constata un vice du bassin, et engagea fortement la patiente à se rendre à l'hospice de la Maternité, où il vint lui-même vers les six heures du matin.

Nous mesurâmes le diamètre antéro-postérieur du détroit supérieur; il ne nous donna qu'une longueur de 2 pouces $^3/_4$ (0^m,06).

L'impossibilité de l'accouchement naturel étant établie, une autre question restait à résoudre : l'enfant était-il encore vivant ? Le bruit cardiaque n'est pas entendu. La femme dit qu'elle sent toujours les mouvements actifs : malgré tout le vague de cette assertion, je me décide à tenter une application de forceps. Après l'avoir convenablement placé, nous fîmes, mon collègue et moi, des tractions assez fortes et assez bien dirigées pour faire descendre la tête, si l'engagement avait été possible. Convaincus de l'inutilité de nos efforts, ne voulant pas réduire le crâne en l'écrasant, et désirant sauvegarder les organes de la femme, je dégageai l'instrument, et le remplaçai par le forceps-scie, après avoir, dans le doute, ondoyé l'enfant. La section crânienne fut promptement exécutée dans la direction de l'occiput au menton, et du pariétal droit vers la joue gauche. Je retirai la chaînette et les conducteurs, qui volontairement et à dessein n'avaient pas été poussés jusqu'à l'extrémité des cuillers. Immédiatement après, le Dr Malherbe tire sur le forceps; bientôt la masse cérébrale s'échappe, les deux segments se rapprochent, chevauchent et sont amenés à la vulve. Alors j'enlève l'instrument pour ménager le périnée, fortement distendu et menacé de rupture ; puis je saisis avec les doigts le segment supérieur par son extrémité occipitale, et je l'entraîne au dehors; là je le prends à pleine main, après l'avoir enveloppé de linge, et, comme il tient encore au segment inférieur par les parties molles de la face qui n'ont pas été divisées, je tire dessus, ce qui fait basculer la base du crâne, qui se dégage par son extrémité mentonnière, et l'enfant est extrait sans difficulté.

La délivrance faite, on place la femme au lit; on prescrit des boissons rafraîchissantes et des injections émollientes.

Le lendemain 10 octobre, fièvre intense, le pouls donne 110 pulsations par minute, le ventre est douloureux. — Saignée de 15 onces; cataplasme; diète.

Le 11. La fièvre a notablement diminué, le pouls est au-dessous de 100; le ventre est encore sensible vers la fosse iliaque droite. — 15 sangsues sur cette région; cataplasmes; diète.

Le 12, la douleur du ventre a disparu, il n'y a plus de fièvre, le pouls donne 75 pulsations.

Le 13, calme complet, les lochies coulent; la femme demande des aliments.

Le 14, convalescence franche; les seins sont un peu gonflés.

Les 15, 16 et 17, l'amélioration se soutient.

Le 18, l'accouchée demande à sortir de la Maternité.

Elle sort le 19, complétement rétablie.

Je considère ces faits comme plus concluants en faveur du forceps-scie que les plus beaux raisonnements, que les théories les plus savantes.

L'Académie de médecine de Belgique, dans sa séance du 25 mai 1850, nomma une commission, composée de M. le baron Seutin et M. le D' Marinus, à l'effet de constater les avantages du forceps-scie.

M. Marinus, rapporteur, a consigné sept observations dans lesquelles l'accouchement a été opéré par l'application du forceps-scie à la Maternité de Bruxelles.

Voici ces observations, lues à la séance académique du 25 octobre 1851 :

OBSERVATION VII.

Marie-Thérèse B....., 25 ans, rachitique, primipare, entre à la Maternité le 24 novembre 1850. Taille, 3 pieds 7 pouces; incurvation à droite de la colonne dorsale, à gauche de la colonne lombaire ; ensellure très-prononcée, hanche droite plus élevée que la gauche, tibias courbés en avant et fort obliques de haut en bas et de dedans en dehors, fémurs incurvés de dehors en dedans et formant comme deux anses; pubis aplatis, ventre très-proéminent; lle diamètre sacro-pubien du détroit abdominal mesure 2 pouces (0,055); le transversal du détroit périnéal a au delà de 4 pouces ($0^m,14$).

Le travail de l'accouchement n'étant pas établi, cette femme est placée, en attendant, dans un quartier salubre de la Maternité.

Au commencement de décembre, on lui fit une saigné du bras pour cause de pléthore.

Le 16, le travail s'annonce par des douleurs faibles et rares.

Le lendemain, le col utérin est ouvert de la largeur de deux doigts, la poche des eaux se rompt.

Dans l'après-dînée, plusieurs médecins sont appelés en consultation, y compris M. Seutin, M. Marinus. La femme, apprenant alors qu'elle ne peut être délivrée que par une opération sanglante, pratiquée sur elle ou sur son enfant, se décide pour l'embryotomie. On convient que cette opération se fera dès que le col sera suffisamment dilaté.

Le 18 au matin. Les douleurs ont été faibles pendant la nuit; pouls faible, accéléré; orifice utérin engorgé, résistant. — Bain tiède, injections simples d'abord, belladonées après le bain.

Le soir, léger frisson suivi de chaleur; pouls accéléré; sensibilité et dureté du col de la matrice. — Bain tiède, injections répétées.

Le 19, pendant la nuit, contractions utérines plus fortes et plus régulières, sans changement dans l'état du col.

Dans l'après-dînée, long frisson suivi de chaleur. Les mouvements du fœtus sont nuls. — Injections vaginales répétées, lavement.

Le 20. Pendant la nuit, douleurs assez régulières; le col s'assouplit et s'ouvre davantage. Vers midi la dilatation a acquis à peu près la grandeur d'une pièce de 5 francs; odeur de putréfaction. — Bain tiède, injections.

Le même jour, à deux heures de relevée, frisson suivi de chaleur et de léger délire. Dans une nouvelle consultation il est décidé que l'on attendra encore, pour pratiquer l'embryotomie, que le col soit devenu plus souple et que la tête de l'enfant soit mieux engagée dans le bassin, conditions qui ne se présentent que vers dix heures du soir. Alors M. Vanhuevel applique son forceps-scie. L'introduction des branches se fait avec facilité. Les branches réunies, la section du crâne se fait sans obstacle et sans que la femme articule la moindre plainte : elle ne ressent d'autre douleur, pendant l'opération, que celle occasionnée par la présence du forceps. Le segment crânien postérieur est retiré sans difficulté : l'extraction du segment antérieur tenant au tronc demande plus de peine. Quand ce dernier tronçon de tête est dégagé, on est obligé d'attacher un cordon autour du cou pour pouvoir attirer les épaules et la poitrine à travers le bassin rétréci.

Le fœtus, assez fort et légèrement putréfié, était en position occipito-iliaque gauche transversale. Le crâne avait été divisé à partir du pariétal droit, en traversant le milieu de l'occiput, du front, le nez, la mâchoire inférieure jusque sous l'oreille gauche.

Après la délivrance, injections d'eau tiède dans le vagin ; la femme est placée dans une chambre séparée.

Le 21. Nuit agitée, animation de la face, peau chaude, pouls accéléré et faible, langue blanche, ventre peu sensible, lochies fétides, émission spontanée des urines. — On prescrit quelques grains de quinine comme antiseptique ; frictions mercurielles ; cataplasmes sur le ventre ; injections chlorurées d'heure en heure à l'aide d'une sonde à demeure dans la matrice ; diète.

Le 22, même état, mêmes moyens.

Le 23, face altérée, pouls petit, filiforme, ventre ballonné, lochies fétides, extrémités froides.

Mort à neuf heures du soir.

Autopsie. Le ventre est très-ballonné ; après l'ouverture des téguments on trouve des traces de péritonite, quelques fausses membranes sur la surface du foie, de la sérosité trouble dans le petit bassin. Au-dessus du pubis, la matrice et la paroi abdominale présentent une surface rugueuse, verdâtre, de la grandeur de la paume de la main, état évidemment produit par la pression de la tête du fœtus durant le travail de la parturition ; l'intérieur de l'utérus est noirâtre dans toute son étendue.

Le cœur et le poumon gauche sont à l'état normal ; le poumon droit est petit et hépatisé ; la plèvre du côté gauche est épaissie, rugueuse, de couleur lie de vin ; une collection de sanie purulente est contenue dans cette cavité, fort rétrécie par la déviation vertébrale.

Le bassin mesuré à l'intérieur, avec le compas, offre juste $0^m,055$ (2 pouces) dans son diamètre sacro-pubien abdominal comme il avait été reconnu avant la délivrance.

OBSERVATION VIII.

Albertine H....., 18 ans, primipare, entre à la Maternité, le 4 février 1851, en travail depuis deux jours, le col étant presque entièrement dilaté et les eaux écoulées depuis la veille; elle s'épuise en vains efforts pour se délivrer. L'enfant présente le sommet de la tête placé en travers, l'occiput répondant à la fosse iliaque gauche. Une partie de la voûte du crâne ayant pénétré assez loin dans l'ouverture du bassin, il est difficile d'atteindre le promontoire avec le bout du doigt. Le bassin n'a que 2 pouces 6 lignes (0,07) dans son diamètre sacro-pubien, comme il a été constaté définitivement après la délivrance. On applique le forceps de Dubois, avec lequel on fait des tractions fortes ; mais inutiles. L'instrument est retiré et la femme est mise au bain. Vers le soir, les choses restant dans le même état et le fœtus ne donnant plus aucun signe de vie, on applique le forceps-scie L'introduction de l'instrument, la section crânienne et l'extraction des morceaux, se font sans peine. L'extraction des épaules offre seule une résistance inaccoutumée; cette difficulté vaincue, le reste du fœtus est amené.

Après la délivrance, qui dut être faite artificiellement pour cause d'adhérence contre nature du placenta, on pratique des injections tièdes, et la femme est placée dans une chambre séparée.

Les 5, 6 et 7, l'état de la malade n'offre rien de particulier. Du 7 au 8, apparaissent des symptômes de fièvre intermittente : frisson, chaleur, sueur, accélération du pouls, pesanteur de tête, suivis de fatigue, de brisement des membres, blancheur de la langue, etc. — On prescrit la diète et on administre le sulfate de quinine.

Le 9 et le 10, état satisfaisant. — Sulfate de quinine ; bouillons.

Cet état continuant, on augmente graduellement la nourriture, et, le 13 février, l'opérée sort de la Maternité, bien guérie.

OBSERVATION IX.

Anne-Catherine V....., 38 ans, rachitique, primipare, entre à la Maternité le 14 février 1851. Elle présente une forte ensellure de la région lombaire; la hanche droite est moins développée que la gauche; l'extrémité inférieure droite est amaigrie, courbée, oblique de dedans en dehors. La poche des eaux se présente à la vulve; le col est presque entièrement dilaté. Après la rupture spontanée des membranes, survenue pendant une douleur, on arrive facilement à la saillie sacro-vertébrale. Le diamètre sacro-pubien du détroit supérieur mesure 2 pouces et 8 lignes (0,07 $\frac{1}{4}$); le sommet de la tête se présente dans une position transversale.

On applique le forceps de Dubois, mais on rencontre une résistance insurmontable, tant à cause du rétrécissement du bassin qu'au défaut d'assouplissement du segment inférieur de la matrice, qui oblige de retirer l'instrument et d'y renoncer. La femme est mise dans un bain, et on fait des injections vaginales dans la vue de relâcher l'organe utérin. La nuit se passe en souffrances.

Le 15 au matin. Le col semble plutôt se refermer que se dilater ; les bords de l'orifice sont durs et sensibles ; le pouls est accéléré, la peau chaude. (Saignée du bras, bain tiède prolongé, injections.) Le sang tiré de la veine se couvre d'une forte couenne inflammatoire.

A quatre heures de l'après-dînée, le col étant suffisamment relâché, M. Van-huevel applique le forceps-scie. Toute l'opération se fait avec une extrême faci-lité, et les deux morceaux du fœtus sont extraits à la fois au moyen de la pince à dents de loup. La scie avait divisé toute la hauteur de la tête et la première ver-tèbre cervicale.

Après la délivrance, on remarque que le ventre est très-gonflé et sensible à la pression. — Injections tièdes dans le vagin, chambre séparée, cataplasmes, po-tion calmante.

Le lendemain 16. La malade a reposé pendant quelques heures ; les urines ont été rendues spontanément. Cependant le pouls est accéléré, la peau chaude, la langue chargée, le ventre ballonné et douloureux ; les lochies sont normales. — 20 sangsues sur l'abdomen, cataplasmes ; diète.

Le 17. Le pouls est accéléré, non résistant ; la face est grippée, la langue sa-burrale ; il y a des vomissements de matière verdâtre ; le ventre est ballonné, moins sensible ; les lochies sont odorantes.— Bain général et injections utérines ; calomel à très-petites doses, frictions mercurielles ; cataplasmes ; diète.

Le 18. Même état que la veille ; lochies plus fétides, flocons noirâtres dans l'eau ayant servi aux injections. — Continuation des mercuriaux, lavement, in-jections chlorurées, cataplasmes.

Le 19. Selles fréquentes et fétides, lochies odorantes, ventre moins ballonné, langue sale, pouls petit et accéléré. — Frictions mercurielles, injections chloru-rées, cataplasme ; diète. Vers le soir, potion diacodée pour diminuer la fréquence des selles.

Le 20, même état que la veille. — Mêmes moyens, plus un bain tiède dans la journée.

Le 21 Point d'amélioration. Les traits de la figure commencent à s'altérer ; selles fréquentes et fétides, lochies odorantes et noirâtres ; pouls petit, très-accé-léré. — Potion diacodée avec quelques grains de quinine ; injections chlorurées, frictions mercurielles.

Le 22 et le 23, les selles ont un peu diminué de fréquence.

Le 24. Elles ont reparu aussi abondantes que le premier jour, et sont d'une fé-tidité extrême ; lochies odorantes, noirâtres ; ventre ballonné, langue sèche ; pouls petit, très-accéléré. — Bain tiède, injections, cataplasmes ; potion diacodée, lait coupé.

Le 25, le 26 et le 27. Persistance de la diarrhée et des autres symptômes graves. — Mêmes moyens, excepté le bain.

Le 28. Figure décomposée, pouls presque imperceptible, sueur visqueuse, refroidissement des extrémités, diarrhée et lochies fétides. Cet état continue de s'aggraver, et la mort survient le 29 au soir.

A l'*autopsie* du cadavre, on découvrit les lésions anatomo-pathologiques suivantes : inflammation du péritoine dans toute son étendue ; adhérence récente entre le rectum et la face postérieure de l'utérus ; perforation et communication de ces deux organes ; matières fécales épanchées dans la fosse iliaque gauche et le vagin ; surface interne de la matrice noirâtre ; désordres occasionnés par l'inflammation gangréneuse des organes abdominaux, qui commençait déjà à se manifester avant la délivrance.

OBSERVATION X.

Jeanne D....., 32 ans, à terme de sa seconde grossesse, délivrée pour la première fois par le forceps ordinaire, entre à la Maternité le 5 avril 1851. Les eaux de l'amnios sont écoulées depuis la veille, le col utérin est dilaté, le fœtus est vivant, en position de l'épaule gauche derrière la cavité cotyloïde gauche, avec issue du bras et du cordon ombilical. On pratique la version podalique avec la main gauche, du côté droit de la mère. Après la sortie de la partie inférieure du tronc, on éprouve beaucoup de résistance pour dégager les épaules ; on ne parvient qu'à abaisser un seul bras. La tête, à son tour, offre un obstacle insurmontable à l'action des doigts et du forceps ordinaire. Le fœtus ayant cessé de vivre, on se décide à terminer l'accouchement à l'aide du forceps-scie. L'introduction de cet instrument et la section du crâne de la base au sommet se font avec une merveilleuse facilité ; l'extraction de l'enfant dès lors a lieu sans difficulté.

La délivrance terminée, on pratique une injection vaginale ; la femme est placée séparément et on prescrit une potion calmante.

Le 6 avril. La nuit a été assez calme ; émission des urines. Cependant, le matin, on trouve le pouls accéléré, la peau chaude, la respiration gênée ; il y a de la toux, point decôté, le ventre est douloureux.— Saignée de 10 onces ; tartre émétique, 3 grains dans une potion diacodée ; boissons tièdes ; cataplasmes sur le ventre ; diète.

Le 7. Pouls accéléré et dur, peau chaude, gêne de la respiration, toux, matité du côté droit de la poitrine, langue saburrale, ventre sensible, lochies odorantes.

Le sang, tiré la veille, offre une couenne inflammatoire. — Saignée du bras ; tartre émétique ; cataplasmes, injections ; diète.

Le soir, persistance des symptômes inflammatoires. — Répétition de la saignée, continuation des autres moyens.

Le 8. Respiration plus libre, toux moins fréquente, pouls ralenti, peau humide, langue chargée, ventre ballonné, peu sensible ; lochies odorantes. —Tartre émétique ; frictions mercurielles, cataplasmes, injections ; diète.

Le 9. Amendement de tous les symptômes. — Continuation des frictions mercurielles, des injections, des cataplasmes et de la diète.

Le 10. Pouls accéléré, peau chaude, langue sèche, ventre ballonné, lochies peu abondantes, non fétides. Les phénomènes qui avaient apparu du côté de la poitrine n'ont plus rien d'inquiétants. — Frictions mercurielles, injections, cataplasmes; diète.

Le 11. Pouls calme, peau humide, langue blanche, ventre ballonné, indolore. — Même traitement que la veille et bouillons légers.

Du 12 au 14, l'amélioration va en augmentant.

Le 15, il se manifeste un commencement de salivation. — On supprime les frictions mercurielles.

Le flux salivaire fut très-abondant, la convalescence fut assez longue, et la femme qui fait le sujet de cette observation quitta l'hospice, entièrement guérie, le 21 mai suivant.

OBSERVATION XI.

L...... (Catherine), 26 ans, primipare, entre à la Maternité le 21 avril 1851. Le travail de l'accouchement a commencé l'avant-veille. Le col est presque tout dilaté, la poche des eaux est rompue, l'enfant est vivant et se présente par le sommet de la tête ; le cuir chevelu est fortement tuméfié, la saillie sacro-vertébrale est très-accessible ; le diamètre sacro-pubien du détroit supérieur mesure 2 pouces 10 lignes (0,07 3/4).

Applications du forceps de P. Dubois, avec lequel on exerce des tractions infructueuses, à diverses reprises. L'instrument est retiré et on place la femme dans un bain, on fait des injections vaginales.

Vers le soir, nouvelle tentative avec le forceps de P. Dubois, mais inutilement. On se décide alors à employer le forceps-scie ; l'enfant préalablement ondoyé, on introduit l'instrument, et la section crânienne ainsi que l'extraction des segments se font avec facilité.

La tête avait été divisée au milieu du pariétal droit, de l'occiput, du front et de l'orbite du côté droit, à travers le nez et la mâchoire inférieure du côté droit.

Une hémorrhagie interne, survenue après la délivrance, réclame l'usage de l'ergotine.

Le 22. L'opérée a reposé toute la nuit et uriné seule; pouls calme, langue nette et humide, ventre indolore, lochies naturelles. — Injections; diète.

Le 23, même état. — Bouillons faibles.

Le 24. Légère accélération du pouls, langue blanche, ventre indolore, lochies un peu odorantes, symptômes qui augmentent d'intensité le soir. — Diète; injections, cataplasmes.

Le 25. Pouls calme, peau très-humide, langue blanche, brisement des membres, ventre indolore, lochies odorantes. — Sulfate de quinine, injections; cataplasmes; diète.

Le 26, le 27 et le 28, continuation du calme. — Mêmes moyens; bouillons, légumes.

Le 29, une convalescence franche est établie. On augmente peu à peu la nourriture, et l'opérée quitte l'hospice, le 1er mai, entièrement rétablie.

OBSERVATION XII.

C..... (Thérèse), 22 ans, primipare, entre à l'hospice le 31 juillet 1851, à dix heures du soir. Elle est à terme et en travail depuis deux jours; le col utérin est entièrement dilaté, les eaux se sont écoulées de la veille; présentation du sommet de la tête, gonflement du cuir chevelu. Le bout du doigt pénètre jusqu'à la saillie sacro-vertébrale. Dans le vagin et à droite, il y a une déchirure apparaissant au toucher sous forme de bride longitudinale, tendue entre le col utérin et la vulve. Déjà, en ville, le forceps avait été appliqué deux fois sans succès.

Au commencement de la nuit les contractions utérines, d'abord faibles, deviennent expulsives vers le matin. — Bain général, injections vaginales répétées.

Le 1er août on essaye d'abord, avec précaution, l'emploi du forceps ordinaire, mais les tractions que l'on opère avec cet instrument sont inutiles et l'on est obligé d'y renoncer.

Une saignée est pratiquée à la femme, à cause de la chaleur des parties génitales. On constate l'absence des bruits du cœur de l'enfant.

Plusieurs médecins et des élèves étant réunis à la Maternité, M. Vauhuevel procède à l'application du forceps-scie. M. Marinus constate au préalable l'existence de la lésion du vagin. L'introduction de l'instrument, la section de la tête du fœtus et l'extraction des segments ont lieu avec facilité et promptitude. La scie avait passé à travers l'occiput, les temporaux, entre l'oreille et l'œil du côté droit, au-dessous de l'oreille gauche, par la bouche et presque dans l'épaule située en arrière.

Après la délivance, légère hémorrhagie utérine. — Ergotine; injections vaginales tièdes, placement de la femme dans une chambre isolée, repos.

Le 2. Pouls accéléré, peau chaude, langue sèche, matrice indolore, vagin brûlant et gonflé, lochies odorantes. — Bain général, injections répétées ; diète.

Le soir, symptômes inflammatoires qui augmentent d'intensité. — Saignée du bras et frictions mercurielles sur les membres inférieurs.

Le 3. Face grippée, pouls très-accéléré, peau chaude, langue sèche, ventre indolore, lochies fétides. — Frictions mercurielles, injections légèrement chlorurées, souvent répétées. L'eau des injections charie des grumeaux noirâtres.

Du 4 au 7, les signes fâcheux augmentent chaque jour. Les lochies sont très-fétides, les selles multipliées, liquides et très-odorantes, le pouls petit, précipité, non résistant, la langue est sèche et brunâtre. Par le toucher on sent le vagin ramolli, tombant en putrilage. L'eau des injections est chargée de flocons noirs. — Les bains, les injections détersives, les frictions mercurielles, et le sulfate de quinine à l'intérieur ne parviennent pas à arrêter les progrès de la gangrène et de la fièvre de résorption.

Le 8, la face est décomposée, le pouls petit et misérable ; il y a des vomissements de matières verdâtres, les lochies et les selles sont fétides, et, le 9, à cinq heures du matin, la malade succombe.

Autopsie. Collection séro-purulente dans l'abdomen ; fausses membranes ; ramollissement de la matrice et aspect noirâtre de l'intérieur de cet organe ; gangrène du vagin et déchirure longitudinale de ce conduit musculo membraneux en arrière et à droite, s'étendant jusque dans le ligament large du même côté.

Le diamètre antéro-postérieur du détroit abdominal mesure 2 pouces 10 lignes (0,07 3/4).

OBSERVATION XIII.

V...., (Pauline), épouse W....., 22 ans, rachitique, primipare, entre à la Maternité le 27 septembre 1851, à sept heures du soir. Le travail a commencé le matin ; la poche des eaux est rompue, le condon ombilical prolabé, le col utérin ouvert à peu près de la grandeur d'une pièce de 5 francs, mais encore résistant et dur. C'est le sommet de la tête qui se présente ; il est très-élevé au-dessus du pubis. L'index atteint l'angle sacro-vertébral, tourné du côté droit. En ville on a deux fois essayé d'appliquer le forceps, sans qu'on y soit parvenu. A l'extérieur la moitié gauche du bassin paraît beaucoup plus développée que la moitié droite ; les extrémités inférieures sont courbées en divers sens. Par le petit pelvimètre géométrique, le diamètre antéro-postérieur du détroit abdominal présente 2 pouces 2 lignes (0,06) ; les autres diamètres n'ont point été mesurés, à cause de l'excessive sensibilité de la femme.

Immédiatement après son entrée à l'hospice, la femme fut mise dans un bain et on fit des injections vaginales.

A neuf heures du soir, le col est encore dur, le vagin chaud, le ventre sensible à la pression, le pouls plein et accéléré. — Saignée de 12 onces, qui se couvre d'une couenne inflammatoire.

· Le 28, à huit heures du matin, les douleurs ont été assez fortes et fréquentes pendant la nuit; le pouls est accéléré, le ventre sensible, le col moins dur, mais guère plus dilaté que la veille; les fluides brunâtres qui s'écoulent des parties commencent à exhaler de l'odeur. Plusieurs médecins sont présents. Dans le but de favoriser la dilatation du col, on convient de recourir immédiatement à l'application du forceps-scie. M. Vauhuevel, désirant que M. Marinus fasse lui même cette opération pour le convaincre davantage de sa facilité, celui-ci procéda à l'introduction du forceps-scie; puis il fit agir la scie à chaînettes pendant que M. Vanhuevel tenait seul l'instrument et faisait marcher la clef de nouveau modèle. On remarqua l'extrême facilité avec laquelle les lames dentées étaient poussées dans leurs coulisses. La section crânienne achevée, le forceps fut détaché, et le segment postérieur comprenant tout le sommet du crâne, l'occiput et les chairs de la partie postérieure du cou fut extrait, non sans peine. Le fœtus était en position directe, la face tournée en avant.

Quant au segment antérieur, placé au-dessus du pubis, on ne put l'abaisser ni par la tenette, ni par le crochet mousse, à cause de son élévation et du resserrement du col utérin. On décida alors d'attendre une dilatation plus complète.

La femme fut de nouveau mise au bain, et, pendant ce temps, on répéta les injections. Vers midi, il survint un violent frisson. A une heure, une nouvelle réunion de médecin eut lieu, et chacun fut frappé de l'odeur de putréfaction répandue dans la chambre de travail. Le pouls est petit, accéléré, la face grippée, le ventre sensible; le segment de la tête du fœtus est descendu un peu plus bas, sans qu'il y ait pour cela dilatation complète du col. Pour empêcher le progrès de la fièvre de résorption, on crut devoir terminer l'accouchement à tout prix. Le forceps-scie fut réappliqué comme forceps ordinaire; des tractions fortes et prolongées opérèrent peu à peu la dilatation, et finirent par amener la tête dans l'excavation du bassin. A la suite de longs efforts, on parvint enfin à dégager la figure de dessous le pubis. Un lacs fut attaché autour du tronçon de la tête; une personne d'abord, puis deux, réunirent leurs forces pour faire descendre les épaules ; ce ne fut qu'après être parvenu à glisser un crochet mousse sous une aisselle qu'il fut possible, en tirant à la fois sur la tête et sur l'épaule, de vaincre la résistance de la matrice. Finalement, le fœtus fut extrait. Il était assez gros et putréfié ; l'épiderme s'en détachait par lambeaux.

Bientôt une légère hémorrhagie se déclara. On essaya d'extraire le placenta ; mais le col, qui s'était refermé en partie, s'y opposa. Après plusieurs tentatives, on finit cependant par attirer l'arrière-faix. Des injections d'eau tiède furent pratiquées dans le vagin et l'orifice utérin ; la femme fut placée à part et soumise immédiatement à l'usage du sulfate de quinine et d'une portion contenant quelques gouttes d'acide chlorhydrique.

Le 29, au matin, l'opérée a dormi une bonne partie de la nuit ; l'émission des urines s'est faite naturellement ; le pouls est assez calme, le faciès assez bon ; la langue est humide, le ventre indolore ; les lochies sont un peu fétides ; il y a eu une selle odorante et molle. — Sulfate de quine, 15 grains ; potion acidulée ; injections fréquentes dans l'utérus, qui déterminent la sortie de plusieurs flocons noirâtres nageant dans le liquide ; bouillon.

Vers le soir, un frisson se manifeste ; le pouls s'accélère ; le ventre reste indolore ; les lochies deviennent plus fétides. — Injections légèrement chlorurées, frictions mercurielles.

Le 30. Le pouls est devenu plus calme ; les lochies conservent de l'odeur, le ventre devient sensible. On avait continué les moyens prescrits la veille, mais la malade s'était vivement opposée aux frictions qui, déjà la première fois, l'avaient irritée. A la visite du chef de service, elle réclame sa sortie de l'établissement, qu'elle quitte dans l'après-midi.

La maîtresse sage-femme de l'hospice a suivi le même traitement de l'opérée chez elle. Celle-ci a repris graduellement son genre de vie habituel, et se trouva presque entièrement rétablie le quinzième jour de ses couches.

De plus, M. le Dr Marinus a, dans son rapport, remonté à l'origine de l'introduction du forceps-scie, dans la pratique obstétricale, et à l'aide des registres de la clinique de l'hospice de la Maternité et des communications particulières de Vanhuevel lui-même, il a encore réuni 29 observations qu'il relate succinctement dans son rapport et que nous passerons ici. Notons seulement que la première application faite sur la femme vivante eut lieu au mois de juin 1844 avec un plein succès. En novembre 1842, M. Vanhuevel avait fait un premier essai concluant sur une femme morte en travail d'une déchirure de la matrice, ayant occasionné une hémorrhagie sous-péritonéale ; la femme était opérée par le céphalotribe ; au moment où le chirurgien tentait le mouvement de rotation, la femme jeta un cri, le céphalotribe s'échappa, et, malgré tous les efforts de l'opérateur, la femme mourut sans être délivrée.

Avant de tirer des conclusions de ce travail je vais encore rapporter une observation inédite d'application du forceps-scie, par M. le professeur Simon, et une également inédite que je dois à l'obligeance de M. le Dr Wasseige, successeur à la chaire d'accouchements de feu Simon, à la Faculté de médecine de l'Université de Liége.

OBSERVATION XIV.

Titine Franck, 20 ans, rue Porte-aux-Oies, célibataire, couturière, tempérament lymphatique, primipare ; entrée à l'hospice le dimanche 18 novembre 1860, à une heure de relevée ; accouchée à trois heures et demie, après vingt-quatre heures de travail, d'une grosse fille venue en première position du sommet, la poche des eaux s'était rompue à trois heures et demie du matin.

Le bassin présente 2 pouces et demi (0,07) dans le diamètre antéro-postérieur du détroit supérieur ; c'est celui d'une femme rachitique. En effet, elle présente une courbure des os de la jambe et un arrêt de développement, sans déformation des os iliaques ; le sacrum présente à la fois un arrêt de développement et une déformation. Elle a commencé à marcher à 9 mois, mais bientôt elle n'a pu continuer et est devenue incurable, ce sont ses expressions ; elle ne sait pas à quelle époque elle a recommencé à marcher. M. Simon applique le forceps-scie. Après section de la tête, le rapprochement des branches fait jaillir le cerveau ; les tractions sur ces branches amènent la tête de suite et le tronc est facilement extrait. L'opération commencée à trois heures un quart a été terminée à trois heures et demie.

On reconnaît que la tête avait été sciée dans sa circonférence occipito-fronto-mentonnière ; par le rapprochement des branches, l'un des segments avait pénétré dans l'autre par emboîtement.

On ordonne des lotions émollientes, repos, diète, et les jours suivants se passent sans accidents. Elle sort de l'hospice neuf jours après l'accouchement.

OBSERVATION XV.

Hélène B....., âgée de 40 ans, domiciliée à Chênée, née à Vaux-sous-Chevre-mont, se présente à la Clinique des accouchements, le 19 juin 1862.

Cette femme offre le type le plus complet du rachitisme qu'on puisse observer. C'est une de nos vieilles connaissances, elle fait le sujet de l'observation n° 4 de M. le professeur Simon.

Depuis, en 1855, elle eut une nouvelle grossesse, et sur le refus de la malade de subir l'opération césarienne, elle fut encore accouchée par M. Simon avec le céphalotribe, précédé de la perforation du crâne.

Enceinte pour la quatrième fois (elle avait eu un autre accouchement d'un avorton de six mois environ), elle se présente à la clinique et exige qu'on termine l'accouchement comme autrefois. Cette femme dit sentir les mouvements de l'enfant, mais elle préfère le sacrifier que de courir le moindre risque.

La tête du fœtus se présente en première position du sommet, le col est dilaté, la poche des eaux rompue, la déviation du bassin fait que la vulve regarde en bas et en arrière.

En présence du refus catégorique de cette femme, il ne reste que le choix du procédé d'embryotomie.

M. le Dr Wasseige s'arrête au forceps-scie. L'application fut faite assez facilement, malgré la grande mobilité de la tête au-dessus du détroit supérieur.

Nous eûmes soin, dit M. Wasseige, de rapprocher, lors de l'application de l'instrument, les manches des cuillers le plus près possible du périnée pour diviser la base du crâne.

Après avoir introduit la scie et divisé le crâne, nous tentâmes l'extraction, mais le forceps glissa sur la tête.

Nous touchâmes immédiatement pour reconnaître le fragment détaché et pour l'extraire, c'était l'antérieur contrairement à ce qui arrive d'ordinaire.

L'extraction opérée, nous touchons de nouveau pour saisir l'autre fragment au moyen des pinces et nous trouvons l'épaule au lieu de segment crânien.

Il est probable que la section avait porté jusqu'aux téguments du cou, qu'un petit pont de peau tenait encore au segment détaché et que lors des premières tractions ce faible lambeau avait pu, avant de se rompre, grâce à la mobilité de la tête, déterminer le changement de présentation. C'est en effet ce que nous pûmes observer après la délivrance.

Dès ce changement constaté, nous fîmes la version podalique, qui ne présente rien d'extraordinaire.

Cette opération terminée, l'utérus revint rapidement sur lui-même ; la délivrance ne tarda pas à se faire.

Les suites de couches furent très-heureuses et la malade quitta l'hôpital le
dixième jour.

Voilà 15 observations d'application du forceps-scie avec détails,
dont 6 publiées par le Dr Simon, 7 extraites du rapport du Dr Marinus, 1 inédite de M. Simon, et enfin une également inédite de
M. le professeur Wasseige.

De plus, 29 observations de M. Vanhuevel, dont on peut lire les
détails dans les bulletins de l'Académie de médecine de Bruxelles.

Dans les 6 observations de M. Simon, le forceps-scie a obtenu un
succès incontestable. Si la femme qui fait l'objet de la 2e observation a succombé, sa mort ne peut être attribuée qu'aux lésions
graves dont elle était atteinte à son entrée à la Maternité; elle aurait probablement guéri, comme les autres, si ces lésions n'avaient
pas existé.

Dans les 9 suivantes, on trouve 6 guérisons, 3 morts, encore
faut-il dire que parmi ces dernières, la femme qui fait le sujet de la
6e observation avait à son entrée à l'hôpital une déchirure considérable du vagin.

C'est donc, sur 15 cas, 11 succès complets, 2 morts par des lésions
antérieures à leur entrée, 2 morts par péritonite provoquée par la
longueur du travail.

Et si, comptant les 29 observations de M. Vanhuevel, nous les
ajoutions à notre travail, nous augmenterions de 23 le nombre des
succès, et parmi les six 6 décès nous aurions, d'après les détails donnés par M. Vanhuevel (*loc. cit.*), deux ruptures de la matrice et du
vagin suffisantes pour expliquer la mort ; une éclampsie avec épan-
chement au cerveau ; deux gangrènes de la matrice occasionnées
par un long et pénible travail. Enfin, les deux succès obtenus par
M. le professeur Billi de Sandorno (voir page 21 de ce travail),
complètent 36 succès réels, sans compter tous ceux qu'on pourrait

trouver dans les travaux récents de l'Académie et des praticiens de Belgique.

Ce n'est donc pas l'opération faite dans des limites convenables qui est dangereuse, mais bien l'inflammation et certaines lésions des organes abdominaux, suite d'un long travail ou de manœuvres antérieures. Voilà les causes qui viennent compromettre le succès de l'opération, qui, en elle-même, est, nous le répétons, tout aussi simple pour la femme qu'une application de forceps ordinaire, ce qu'on ne peut pas toujours dire du céphalotribe. De plus, son volume moindre lui permettra de passer là où le céphalotribe ne passe plus sans danger dans un bassin de 4 centimètres et demi, par exemple. On pourrait même l'appliquer dans des bassins encore plus étroits; mais il serait à craindre, dans ces cas, que les débris d'un fœtus à terme ne puissent blesser le canal sensible qu'ils ont à parcourir avant d'être extraits. Les déchirures, la contusion de la matrice et du vagin, sont des accidents trop funestes pour qu'on s'expose à les produire en arrachant des os pointus et durs à travers une ouverture par trop rétrécie. Avec le céphalotribe, surtout par une seule application avec traction, on est plus exposé à cet accident à cause des esquilles plus ou moins aiguës qui peuvent labourer les parties de la mère et occasionner des fistules. Mieux vaudrait, à notre avis, l'opération césarienne, même pour extraire un fœtus mort, que l'embryotomie pratiquée dans des conditions aussi chanceuses.

La longueur du travail, avant que le segment inférieur de la matrice soit suffisamment assoupli et dilaté, est un autre inconvénient des parturitions laborieuses. Quand le bassin est vicié au détroit supérieur, la partie de l'enfant qui se présente, et surtout la tête, appuie sur l'angle du sacrum et sur le rebord du pubis; elle ne s'engage pas comme un coin dans l'ouverture du col, et la dilatation de ce dernier en souffre de dangereux retards. Il résulte de là que l'utérus reste comprimé contre les saillies du bassin ; le col s'engorge, se durcit au lieu de s'assouplir; la dilatation s'arrête; le travail traîne en longueur; l'organe s'irrite, finit gar s'enflammer, et le résultat de toute opération ultérieure devient extrêmement douteux. Voilà la cause des insuccès de l'embryotomie du forceps-scie comme du céphalotribe, en dehors des déchirures spontanées ou accidentelles et des contusions des organes génitaux occasionnées par d'autres manœuvres.

C'est pour cela que je pratiquerais l'embryotomie alors que le fœtus est encore vivant plutôt que d'attendre patiemment la mort de l'enfant pour n'avoir à agir que sur un cadavre; à moins toutefois que la mère ne veuille courir les chances d'une opération césarienne; c'est pour cela aussi qu'on fait précéder la céphalotripsie en France de la perforation du crâne.

Quelques mots maintenant sur les inconvénients du céphalotribe, non que je veuille faire prévaloir absolument le forceps-scie sur cet instrument, je suis trop de cette école pour cela; mais en signalant ses dangers, peut-être sera-t-on plus tenté d'essayer un procédé qui en présente moins pour la mère, et est d'une application facile à tout médecin qui est au courant du forceps ordinaire.

D'abord, tel que l'avait conçu et fait exécuter M. A. Baudelocque, le céphalotribe ne peut s'accommoder à la courbure du bassin et rend la saisie de la tête difficile, de plus, il expose au glissement de la tête, parce que les cuillers, étant à peu près planes, ne peuvent emboîter la tête comme le font les cuillers concaves du forceps. M. Cazeaux a remédié au premier inconvénient en donnant à cet instrument une courbure plus considérable, il a fait ce que Smellie et Levret avaient fait pour le forceps primitif; mais, ne pouvant, pour rendre la saisie de la tête plus complète, excaver la face interne des cuillers sans rendre le céphalotribe inapplicable dans la plupart des cas où on l'emploie, il a modifié la partie articulaire de telle sorte que lorsque l'instrument est à demi ouvert, il offre un cône dont la base répond à la partie articulaire et le sommet à l'extrémité des branches, tandis que dans celui de M. Baudelocque, le sommet est à l'articulation et la base à son extrémité. Néanmoins, tel qu'il est, nous l'avons vu souvent glisser encore.

Une autre modification importante, due à M. le professeur Depaul, c'est une chaîne ou tige crénélée devant remplacer avec avantage la longue manivelle si incommode qui termine le céphalotribe et qui est gênée dans le commencement de ses mouvements de vis par la jambe gauche de la femme ou par les genoux de l'aide.

Les premières clefs du forceps-scie, qui étaient perpendiculaires aux branches, avaient le même inconvénient : la modification apportée par l'inventeur a corrigé ce défaut : celle apportée par M. Depaul au céphalotribe, bien que différente, doit rendre aussi le maniement de l'instrument plus commode.

Cependant, malgré ces modifications avantageuses, le céphalotribe est loin encore de répondre à toutes les exigences de l'art ; il est pesant, volumineux, présente un bras de levier d'une excessive longueur, ce qui le rend difficile à manier ; ses branches fort épaisses, non fénêtrées, passent difficilement entre la tête du fœtus et le détroit rétréci, à moins d'être manié par un de nos maitres en obstétrique. De plus, il exige ou au moins on a pris l'habitude de faire précéder son application de la perforation du crâne, ce qui constitue deux opérations, et celle-ci n'est pas toujours innocente, soit qu'on la pratique avec les ciseaux de Smellie soit avec un perforateur quelconque, j'ai même vu M. P. Dubois, notre excellent maître, après avoir commencé une perforation avec un de ces instruments perfectionnés, le repousser pour reprendre les ciseaux de Smellie, en disant : « Je ne comprends pas que M. X..... ait eu la prétention d'inventer un instrument commode en inventant celui-là. » Il termina, en effet, avec les ciseaux très-rapidement ce qu'il avait entrepris. Mais le plus grave reproche qu'on puisse adresser au céphalotribe, c'est qu'étant ordinairement et de toute nécessité appliqué sur les côtés du bassin, il a pour effet, en comprimant la tête latéralement, d'allonger cet organe dans le sens antéro-postérieur, qui est d'ordinaire le plus rétréci du bassin, et le diminue dans une direction où il n'a pas besoin de l'être, comme le dit lui-même M. Pajot dans sa brochure de la céphalotripsie répétée sans traction, page 6 ; d'où des tractions violentes, le glissement de l'instrument, et si l'on persiste, des déchirures et des contusions ; je sais bien que le savant auteur de la méthode dont je viens de parler conseille un mouvement de rotation pendant l'opération, mais ce mouvement facile pour lui ne l'est pas pour tous les accoucheurs ; dans un bassin rétréci et avec un instrument tel que le céphalotribe, ce n'est qu'après des tâtonnements réitérés qu'on y parvient.

Enfin, les esquilles qui résultent de la céphalotripsie sont un danger pour la mère, même dans la céphalotripsie à répétition, témoin la femme qui fait le sujet de l'observation de la page 13 du mémoire précité, où il est dit : « Cette malade s'est parfaitement rétablie mais avec une petite fistule vésico-vaginale, dont elle a été opérée et guérie par M. le professeur Nélaton. » A fortiori, ces esquilles seraient-elles dangereuses si l'on était obligé d'opérer des tractions soutenues dans un bassin notablement rétréci.

Le forceps-scie, sciant régulièrement, ne produit pas d'esquilles; de plus, les téguments du crâne, recroquevillés par la scie, rentrent au dedans et viennent couvrir la section de la table externe de l'os, de telle sorte que les accidents de déchirures sont moins à craindre.

Ayant vu appliquer bien des fois le céphalotribe à la Clinique d'accouchements, j'aurais pu rapporter des observations à l'appui de ma manière de voir, mais je ne veux pas prolonger ce travail et il me suffit d'ailleurs d'appeler l'attention des praticiens sur un instrument ayant à peu de chose près la même forme qu e le forceps ordinaire et dont les branches s'introduisent séparément avec autant de facilité que celles de ce dernier dans un bassin normal, contenant dans son intérieur une scie à chaînettes, guidée et agissant par un mécanisme d'une simplicité admirable, subordonné à la volonté de l'accoucheur et permettant ainsi de saisir et de diviser la boîte du crâne de la base au sommet, de sorte que la section faite, on peut retirer séparément les morceaux de la tête, sans que durant tout le temps de l'opération on ait à craindre de blesser ou de contondre les parties de la femme.

Si on ne peut pas dire que le forceps-scie ne fera jamais courir de danger à la femme, on peut du moins déclarer que ces dangers seront toujours moins grands que ceux auxquels elle est exposée quand avec le céphalotribe on se met en devoir de faire passer la tête broyée d'un fœtus à terme et bien conformé à travers la filière pelvienne très-rétrécie ; la force qu'on est obligé d'employer alors agit, à la vérité, sur le corps que l'on entraîne, mais elle agit aussi sur les symphyses pelviennes, sur les parties molles du bassin, l'utérus, le vagin, la vessie, le canal de l'urèthre; il peut en résulter des contusions, des dilacérations, des déchirures ; l'inflammation peut envahir ces parties, s'étendre aux organes voisins, amener la métrite, la péritonite, la phlébite utérine.

Si, le rétrécissement étant moins considérable, on emploie le forceps ordinaire, la tête du fœtus elle-même ne peut passer qu'en se déformant, en s'allongeant, à la suite de la fracture et de l'enfoncement de ses os. Ces désordres peuvent même aller jusqu'à produire la déchirure des méninges et de l'encéphale. Enfin on ne parvient pas toujours à terminer l'accouchement, et après les plus longs et les plus grands efforts, on peut être forcé de recourir à un autre mode de délivrance.

Cependant, au delà de certaines limites, ce serait compromettre l'instrument que de vouloir s'en servir ; ainsi nous croyons, avec la plupart des accoucheurs belges , qu'au-dessous de 4 centimètres de diamètre antéro-postérieur, il y aurait imprudence à opérer, car presque toujours ces rétrécissements prononcés sont accompagnés de celui qui frappe les diamètres obliques et les lignes sacro-cotyloïdiennes ; de plus, la grande saillie de la base du sacrum existe souvent avec l'enfoncement, le rapprochement des cavités cotyloïdes.

On a rarement affaire au seul vice du diamètre sacro-pubien ;

ceux qui l'accompagnent et que je viens d'indiquer peuvent, ainsi
que ceux de l'excavation et du détroit inférieur, former une contre-
indication à l'emploi du forceps-scie. Il ne suffit pas toujours d'appliquer l'instrument et de scier la tête; il faut conduire l'opération
à bonne fin, c'est-à-dire extraire les segments crâniens et le corps du
fœtus, tout en sauvegardant les parties de la femme, ce qui serait
difficile à éviter si on opérait au-dessous des limites que nous ve-
nons de signaler.

La céphalotribe ordinaire, de l'avis même de l'inventeur, ne peut
réussir dans un bassin dont le diamètre antéro-postérieur a moins
de 5 centimètres, et M. Cazeaux dit même (page 900, 6ᵉ édition)
qu'au-dessous de cette limite l'opération césarienne lui paraît la
seule ressource.

Il est vrai que M. Pajot, dans sa brochure sur la céphalotripsie répétée, assigne comme limite extrême de sa méthode un rétrécissement
de 27 millimètres. Pour nous qui avons suivi longtemps cet illustre
maître, tant à la Clinique, où il remplaçait M. P. Dubois, que dans
des cours, nous n'avons jamais vu opérer au-dessous de 5 centimètres; c'est justement la femme dont l'observation a été rapportée
par le regrettable Dʳ Foucart, dans la *France médicale* du 3 avril 1860,
et dont j'ai personnellement servi d'aide dans les sept applications
de céphalotribe qui ont été faites. Je vois même un insuccès dans sa
brochure, page 22, sur un bassin de 0ᵐ,036 millimètres; il est vrai
que l'opération était compliquée d'une rupture de matrice produite
avant l'arrivée du professeur.

Du reste, dès que l'expérience aura sanctionné la réussite de cette
méthode dans un rétrécissement de 0ᵐ,027 millimètres, je pense
que sa cause sera définitivement gagnée à la science et à l'humanité.

Conclusions

A. — A Paris, dans les hôpitaux et dans tous les grands centres de population :

1° Une femme rachitique se présente enceinte, avant l'époque de la viabilité du fœtus, son bassin n'a pas plus de 5 centimètres au diamètre antéro-postérieur, je conseille l'avortement provoque.

2° Si la même femme venait après le 180° jour de sa grossesse, comme dans un tel bassin un fœtus viable ne pourrait passer, je conseille d'attendre le terme de 9 mois pour l'opération césarienne, en la plaçant autant que possible dans les conditions hygiéniques convenables.

3° Une autre femme venant à 3 mois, mais avec un bassin de 6 centimètres 1/2 *au moins*, je conseille d'attendre le 7e mois révolu pour l'accouchement prématuré artificiel (dernière limite admise par Cazeaux ; *Gazette médicale*, 20 mars 1855, page 195).

Si cette dernière se présente à terme, forceps-scie ou céphalotripsie répétée, précédée du baptème intra-utérin.

4° Dans un bassin de 7 centimètres et demi, à terme, après avoir attendu assez longtemps pour donner à la nature le temps d'engager la tête, si celle-ci était d'un petit volume, comme cela s'est vu plusieurs fois, et notamment dans deux cas cités par M. Depaul dans ses cours, sur une marchande de parapluies et une marchande d'habits ; si, par exemple, après plusieurs heures d'attente avec des contractions, la femme commençait à s'épuiser, alors forceps-scie ou céphalotripsie simple.

5° Dans un accouchement par la face, si le forceps n'a pas réussi à entraîner la tête, j'applique le forceps-scie. Dans cette prévision, j'ai même pu appliquer ce dernier instrument sans la scie, comme forceps ordinaire, je n'ai alors qu'à monter la scie sans recourir à une seconde application.

6° Enfin, si, à la suite d'une version podalique ou d'un accouchement naturel, dans la présentation du siége, la tête s'était défléchie
au-dessus de l'angle sacro-vertébral, j'aurais encore recours au forceps belge sans la scie, et je ne monterais celle-ci que lorsque mes
efforts auraient été infructueux avec l'instrument simple.

Dans ces deux derniers cas, avant la céphalotripsie, baptême
dans les familles chrétiennes.

En cas de mort de l'enfant, tout le monde admet l'embryotomie.
Mais, d'accord avec les médecins belges, je préfère même l'opération césarienne dans un bassin de 3 centimètres, et même au-dessous
de 4.

B. — A la campagne, dans une chambre bien aérée et chez une paysanne robuste, et non chez une femme de la ville transportée dans une maison de santé
quelques semaines avant l'accouchement.

Les femmes se présentant dans l'ordre supposé ci-contre :

N°s 1 et 2. Attendre la fin de la grossesse pour l'opération césarienne.

N° 3. Accouchement prématuré artificiel, plus sûr encore que l'o-
pération césarienne pour la mère et pour l'enfant.

N° 4. Après une attente prolongée sans résultat :

A. Si la femme est robuste et courageuse : opération césarienne.

B. Femme faible épuisée : forceps-scie.

N°s 5 et 6. Forceps-scie, — non monté d'abord, — avec la scie
ensuite.

A la rigueur, le praticien de campagne pourrait n'avoir que cet
instrument qui pourrait lui servir pour l'extraction simple du fœtus
et pour l'embryotomie.

C. — Enfin pour les femmes des grandes villes venant réclamer leur délivrance dans des cas d'angustie extrême du bassin avant l'époque de l'accouchement.

Un pourrait les envoyer à la campagne, soit dans une maison de santé, soit mieux dans une maison particulière, et attendre là l'époque de l'accouchement pour pratiquer l'opération césarienne.

C'est une chose à expérimenter, aucun succès n'est encore enregistré, si ce n'est comme ovariotomie, mais nous faisons une différence profonde entre les suites de ces deux opérations.

Attendons donc que l'expérience ait prononcé; *fiat lux!*

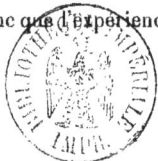

www.ingramcontent.com/pod-product-compliance
Lightning Source LLC
Chambersburg PA
CBHW050551210326
41520CB00012B/2803